PUBLICATIONS DU *PROGRÈS MÉDICAL*

CONTRIBUTION
A L'ÉTUDE DU MÉCANISME
ET DU TRAITEMENT
DE L'HÉMORRHAGIE
LIÉE A L'INSERTION VICIEUSE DU PLACENTA

PAR

LE Dr PAUL BITOT

Ancien interne des Hôpitaux de Bordeaux
Ancien prosecteur et aide clinique de l'École de Médecine,
Lauréat (ter premier prix) de l'École de Médecine
de Bordeaux.

Avec neuf figures dans le texte.

PARIS

AUX BUREAUX DU
PROGRÈS MÉDICAL
6, rue des Écoles, 6.

A. DELAHAYE & E. LECROSNIER
ÉDITEURS
Place de l'École de Médecine.

1880

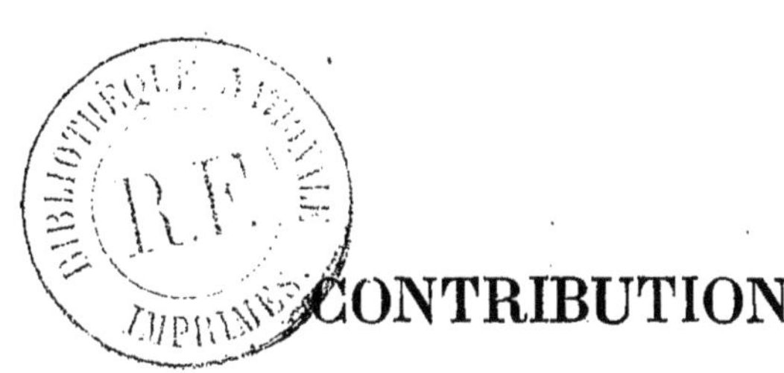

CONTRIBUTION

A L'ÉTUDE DU MÉCANISME

ET DU TRAITEMENT DE L'HÉMORRHAGIE

LIÉE A L'INSERTION VICIEUSE DU PLACENTA

PUBLICATIONS DU *PROGRÈS MÉDICAL*

CONTRIBUTION

A L'ÉTUDE DU MÉCANISME

ET DU

TRAITEMENT DE L'HÉMORRHAGIE

LIÉE A L'INSERTION VICIEUSE DU PLACENTA

PAR

Le Dr PAUL BITOT

ANCIEN INTERNE DES HÔPITAUX DE BORDEAUX
ANCIEN PROSECTEUR ET AIDE DE CLINIQUE DE L'ÉCOLE DE MÉDECINE
LAURÉAT (TER PREMIER PRIX) DE L'ÉCOLE DE MÉDECINE DE BORDEAUX

(Avec neuf vignettes dans le texte.)

PARIS

AUX BUREAUX DU
PROGRÈS MÉDICAL
6, rue des Écoles, 6.

A. DELAHAYE & E. LECROSNIER
ÉDITEURS
Place de l'École-de-Médecine

1880

INTRODUCTION

L'hémorrhagie liée à l'insertion anormale du placenta sur le segment inférieur de l'utérus, est considérée, à juste titre, comme un des accidents les plus formidables qui puisse frapper la femme. Les appréhensions qu'elle inspire même aux praticiens les plus instruits et les plus expérimentés, s'expliquent aisément par la soudaineté de son apparition, par son abondance toujours croissante, par sa persistance, quelquefois malgré le traitement le mieux dirigé et le mieux entendu, par ses conséquences si souvent et si rapidement fatales. Ajoutons à cela que l'arrêt de l'hémorrhagie, s'il conjure un péril immédiat, ne met pas les malheureuses femmes à l'abri de dangers ultérieurs. Fréquemment, en effet, quelques heures, quelques jours après, elles meurent d'épuisement ou d'accidents infectieux.

Si l'on consulte les résultats fournis par la statistique et pour la mère et pour l'enfant, on constate une mortalité véritablement effrayante. C'est ainsi que sur 71 cas rapportés par M. le professeur Depaul, dans ses « *Leçons cliniques,* » la mort fut notée 23 fois pour les mères, soit 1 fois sur 3,08 et 44 fois pour les enfants, soit 1 fois sur 1,61 : ces chiffres peuvent se passer de commentaires. Cependant, comme le fait remarquer le savant professeur de la Clinique, on ne saurait apprécier la gravité réelle de l'hémorrhagie par insertion vicieuse du placenta au moyen de statistiques hospitalières. « En effet, dit ce maître, sans faire entrer en ligne de compte la santé générale des femmes qui constituent la clientèle de cette maison et qui sont, sous ce rapport, dans une situation évidemment inférieure aux femmes de la bourgeoisie, il ne faut pas oublier : 1° qu'un certain nombre de celles qui nous sont amenées ont déjà eu chez elle des hémorrhagies plus ou moins nombreuses, qui ont été traitées plus ou moins intelligemment, ou même qui ne l'ont pas été du tout et qui viennent réclamer notre intervention, en quelque sorte *in extremis*. Vous verrez dans nos tableaux, plusieurs exemples de femmes qui moururent en arrivant à la salle des accouchements, avant même qu'on eût le temps de les examiner et de se rendre compte de leur situation ; 2° que ces femmes très affaiblies par des pertes successives, sont placées quelquefois au milieu d'un foyer épidémique, et que, prédisposées, par la nature même de l'accident qui nous occupe, à contracter toutes les affections graves de l'état puerpéral, elles succombent chez nous, alors que chez elles des soins intelligents, aidés par une bonne hygiène, auraient pu les ramener à la santé. » Quant à nous, nous estimons qu'il faut aussi tenir grand compte du mode d'intervention, dans l'appréciation de la gravité du pronostic ; nous nous croyons autorisé à penser, d'après ce que nous avons vu, lu ou entendu, qu'il n'y a pas un traitement unique de l'hémorrhagie par insertion vicieuse du placenta. Les ressources de la thérapeutique obstétricale sont nombreuses et puissantes ; mais il faut savoir être éclectique et appliquer à chaque cas particulier le traitement qui lui convient. Avoir recours systématiquement au forceps ou à la version, pratiquer toujours et quand même la rupture des membranes, employer le tamponnement définitif, à l'exclusion du tamponnement temporaire et réciproquement, etc., etc., sont des exagérations, ou plutôt des erreurs, dont la moindre conséquence peut être la mort de la mère et de l'enfant.

Le mode d'insertion du placenta sur le segment inférieur de l'utérus, la fréquence, l'abondance de l'hémorrhagie, l'état général de la femme, la présentation et la position du fœtus, ainsi que son état de vie ou de mort, sont autant de circonstances qui doivent peser dans les décisions de l'accoucheur et le guider dans le choix des moyens auxquels il va s'adresser.

Le mécanisme par lequel se fait l'hémorrhagie est non moins intéressant à étudier. Une foule de théories ont été émises sur le mode de production de l'écoulement et la plupart d'entre elles ont donné naissance à des formules thérapeutiques différentes. Le fait seul de la multiplicité des théories enfantées, témoigne des erreurs dans lesquelles sont tombés leurs auteurs. Le mécanisme de l'hémorrhagie n'est pas le même pendant la grossesse et pendant le travail ; il varie également selon le mode d'insertion du placenta sur le segment inférieur de la matrice, selon le mode d'orientation de cet organe en avant, en arrière ou sur les parties latérales, etc., etc. Aussi pouvons-nous dire qu'il n'existe pas de mécanisme unique de l'hémorrhagie dans les cas d'insertion vicieuse du placenta et c'est précisément ce qui explique qu'il ne peut y avoir de traitement unique et applicable à tous les cas.

Il nous a semblé qu'une étude critique des idées le plus généralement acceptées sur le mode de production des hémorrhagies du placenta prævia et sur leur traitement, envisagée comme nous venons de le faire en quelques mots, pourrait avoir quelque utilité pratique et nous avons été conduit à entreprendre ce travail, par la constatation des résultats vraiment merveilleux que fournit telle ou telle méthode, dans des cas bien déterminés. Nous avons la conviction la plus intime que l'hémorrhagie due à une insertion vicieuse du placenta, grave à la vérité, n'est pas cependant aussi redoutable qu'on l'admet généralement. Soignée au début des accidents par un médecin instruit, placée dans des conditions hygiéniques favorables, la femme, surtout si son état général ne laisse rien à désirer, doit guérir au moins huit fois sur dix. M. le professeur Depaul va même plus loin, car nous lui avons entendu dire, maintes fois, que pas une malade ne devrait succomber par le fait de l'hémorrhagie : la plupart des observations qu'on trouvera dans ce travail, viennent confirmer d'une façon à peu près indiscutable, les idées du savant professeur de la Clinique.

Après avoir étudié le mécanisme de l'hémorrhagie pendant la grossesse et pendant le travail, nous avons cru devoir dire quelques mots des conditions spéciales dans lesquelles se trouve le segment inférieur du muscle utérin, des accidents qui en sont assez fréquemment la conséquence après l'accouchement et des indications qui en découlent. Enfin, pour être complet, nous avons parlé de la conduite à tenir dans les cas où la femme, épuisée par des pertes abondantes et répétées, est exposée à succomber d'un instant à l'autre, malgré l'arrêt de l'hémorrhagie.

PREMIÈRE PARTIE

DU MÉCANISME DE L'HÉMORRHAGIE LIÉE A L'INSERTION VICIEUSE DU PLACENTA.

§ Ier. — *Ce qu'on entend par insertion vicieuse du placenta.*

L'œuf fécondé est villeux dans toute son étendue durant les premières semaines de la gestation ; les villosités choriales dont sa surface est hérissée reçoivent les divisions des vaisseaux allantoïdiens et l'on peut dire que, pendant les deux premiers mois de la grossesse, « *l'œuf est placenta partout* ». Mais, à partir de cette époque, un très grand nombre de villosités s'atrophient, tandis que quelques-unes prennent, au contraire, un accroissement considérable pour constituer le placenta proprement dit. Les villosités se localisent toujours au point où l'œuf s'est mis en contact avec la paroi interne de l'utérus. Or, nous savons que, normalement, l'ovule se greffe, se niche pour employer une expression plus imagée, dans un des plis de la muqueuse hypertrophiée, voisine de l'embouchure du canal tubaire ; il en résulte que c'est dans le fond de la cavité utérine, que se fait régulièrement l'insertion du placenta.

Sous l'influence de causes encore ignorées, on peut le dire, l'ovule peut descendre dans les parties inférieures de l'organe et se fixer en un point plus ou moins rapproché de l'orifice interne du col ; il y a, dans ce cas, *insertion vicieuse du placenta.*

La possibilité d'une implantation anormale du délivre

semble avoir été admise pour la première fois par Paul Portal (1) qui parle dans ses observations *d'adhérences solides du placenta en des points contigus à l'orifice utérin;* mais on rapporte à Schacher (2) l'honneur d'avoir donné la preuve anatomique de cette anomalie, sur le cadavre d'une femme morte de métrorrhagie. Jusqu'alors, la plupart des auteurs avaient admis, sans conteste, que le placenta se greffait toujours dans le fond de la matrice et Deventer enseignait encore que, lorsque le délivre se rencontre au niveau de l'orifice interne, « c'est qu'il s'y est porté et appliqué pendant le travail, après s'être séparé du point de son insertion. Le sang caillé colle quelquefois si étroitement le placenta à l'orifice de la matrice qu'on le prendrait pour une excroissance de la partie même. » Cependant, dès 1564, Aranzi, à Bologne, avait montré que le placenta n'est pas toujours inséré au fond de l'utérus et, quelques années plus tard, Gaspar Bauhin disait que le délivre peut se trouver dans les différents points de la matrice. Depuis le mémoire de Levret en 1753, le plus important des travaux publiés sur la question dans le siècle dernier, l'insertion vicieuse du placenta a donné lieu à d'innombrables publications; mais ce serait sortir du cadre que nous nous sommes tracé que de faire ici un historique complet.

L'insertion vicieuse du placenta ne mérite l'attention dont elle a été l'objet que par les pertes sanguines auxquelles elle donne lieu. Dès lors, nous devons nous demander quelles sont les limites de l'insertion normale et de l'insertion vicieuse, car la circonférence placentaire peut approcher du segment inférieur, sans donner naissance à aucun accident.

(1) Pratique des accouchements. Paris, 1685.
(2) In dissert. inaug. de Ceillarius. Lipz., 1709.

Barnes (1) a essayé de préciser les limites de l'insertion vicieuse : il a divisé la surface interne en trois zones, ou régions, par deux cercles parallèles, mais perpendiculaires au grand axe de l'organe.

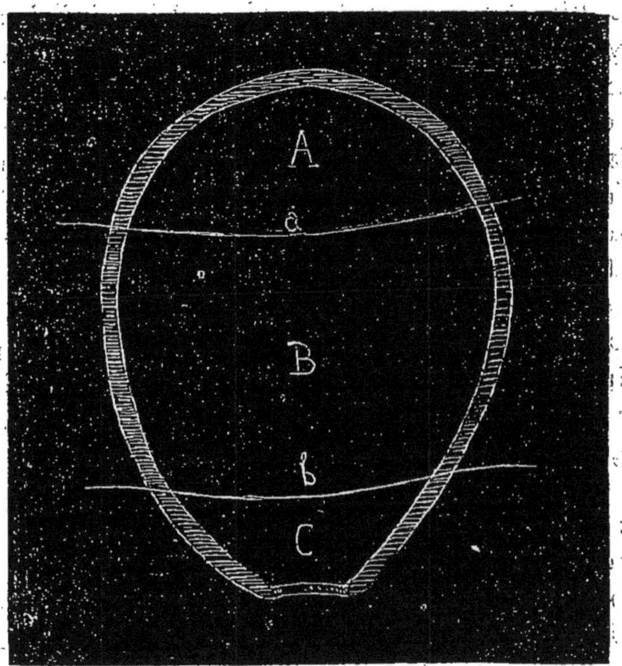

Fig. 1 (d'après Barnes) (1).

Il désigne le cercle supérieur (fig. 1 *a*.), sous le nom de cercle polaire supérieur, et le cercle inférieur (*b*.), sous le nom de cercle polaire inférieur. Pour l'auteur anglais, la zone située au-dessus du cercle polaire supérieur (A),

(1) Barnes. Leçons sur les opérations obst. Trad. Cordes, p. 387.

N. B.— Je remercie mon ami, le Dr Ribemont, d'avoir bien voulu me prêter le précieux concours de son talent d'artiste, dans la reproduction des figures que renferme ce travail.

est le lieu d'insertion normale du placenta ; mais l'implantation du délivre peut se faire au-dessous du cercle polaire supérieur, jusqu'au niveau du cercle polaire inférieur (zone du méridien, B), sans donner lieu aux accidents graves qui relèvent de l'insertion vicieuse proprement dite. Au-dessous du cercle polaire inférieur, se trouve la zone cervicale ou dangereuse (C), sur laquelle le délivre peut se greffer en totalité ou en partie et constituer ce qu'en Angleterre et en Allemagne on appelle *placenta prævia*, ce que nous nommons, et avec raison, *insertion vicieuse du placenta.*

On peut, sans rien préjuger du mécanisme par lequel se fait l'hémorrhagie, dire qu'il y aura écoulement de sang toutes les fois qu'une cause quelconque tendra à détruire les rapports que le placenta a contractés avec la paroi utérine. Or, le segment inférieur de l'utérus doit s'élargir pour laisser passer le fœtus et cet élargissement ne peut se faire, sans amener des décollements du placenta qui ne peut suivre la matrice dans son mouvement d'expansion: les décollements et l'hémorragie qui en est la conséquence cesseront, quand la dilatation de l'orifice sera complète.

« Je vais, dit Barnes (1), chercher à définir exactement la position du cercle polaire inférieur: on peut marquer assez précisément sa place. Le segment inférieur de la matrice doit s'ouvrir assez pour donner passage à la tête, la mesure de la tête nous donnera donc exactement la dimension de la surface sur laquelle le placenta ne peut être fixé sans que le passage de la tête ne le détache, c'est-à-dire de la zone cervicale. »

La figure 2 qui est une reproduction schématique de celle donnée par Barnes dans son livre, montre la situa-

(1) Barnes, loc. cit., p. 390.

de cette zone cervicale. On peut voir la circonférence placentaire qui arrive en un point du segment de l'utérus qui ne subira aucune distension, puisque le cercle perpendiculaire à l'axe de l'utérus qu'on ferait passer en ce point a le même diamètre que la grande circonférence de la tête fœtale.

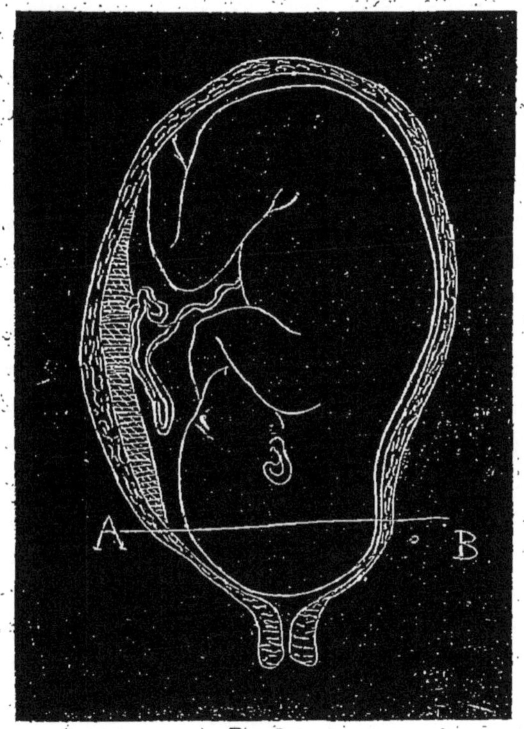

Fig. 2.

« On peut se faire une idée très exacte de la dimension de cette zone (1), de la manière suivante. On prend une tête de fœtus, et on fixe un anneau de caoutchouc autour de l'équateur du crâne. Cet anneau représente exactement l'orifice, quand il est complètement dilaté. Le col

(1) De la zone cervicale. *Barnes*, *loc. cit.*

doit se dilater jusqu'à avoir cette dimension ; il n'est pas nécessaire qu'il s'élargisse davantage, et il ne s'ouvrira pas davantage. On a ainsi la limite entre la zone cervicale et la zone du milieu (fig. 2 AB.)

Si l'on mesure la distance de la protubérance pariétale à la grande circonférence de la tête, on aura la hauteur de la zone cervicale; cette distance chez un enfant à terme est de 76 millimètres environ. Si on décrit dans l'utérus un cercle, à 76 millimètres du centre de l'orifice, on obtiendra le cercle polaire inférieur. » L'assertion de Barnes est vraie, s'il prend l'orifice interne comme centre, pour décrire la circonférence qui limite le cercle polaire inférieur; mais elle est erronée, s'il n'opère qu'après l'effacement du col. Ceci a une importance au point de vue du traitement, car, comme nous le verrons, l'accoucheur de Londres conseille de décoller le placenta vicieusement inséré, jusqu'au niveau du cercle polaire inférieur, en faisant remarquer que les doigts introduits dans l'utérus peuvent justement atteindre la circonférence de ce cercle. Or, lorsque l'effacement du col est terminé, lorsque la cavité cervicale s'est confondue avec la cavité utérine, il faut ajouter à la hauteur primitive de la zone cervicale, toute celle du col utérin allongé et aminci.

Dans ce qui précède, nous avons laissé entrevoir que le placenta pouvait contracter avec la zone dangereuse de l'utérus des rapports extrêmement variables. Les auteurs se sont accordés à les ranger sous trois chefs différents et ils ont distingué dans l'implantation anormale du placenta sur le segment inférieur de la matrice : 1° *l'insertion complète*; 2° *l'insertion partielle*; 3° *l'insertion marginale*.

L'insertion est dite *complète*, lorsque le centre du placenta correspond plus ou moins exactement à l'orifice interne du col. L'insertion est *partielle*, lorsque le délivre ne touche à l'orifice interne que par les bords, sans l'obturer. L'insertion est *marginale*, quand l'arrière-faix est simplement implanté dans le voisinage du col, mais n'arrive pas jusqu'à l'orifice interne.

On ne saurait apporter trop de précision dans la description des rapports que le placenta vicieusement inséré peut contracter avec les parois utérines. Il est une expression inexacte qu'il serait bon, à ce point de vue, de faire disparaître du langage obstétrical, car elle contribue, sinon à perpétuer une erreur, du moins à jeter le trouble dans l'esprit du lecteur, nous faisons allusion à l'expression suivante : « *insertion vicieuse du placenta sur le col.* » Le placenta ne s'insère pas plus sur le col que sur l'orifice interne du col et on est autorisé à penser, en lisant « *insertion vicieuse du placenta sur le col* », que c'est dans la cavité cervicale, que se fait l'implantation anormale du délivre. Mme Lachapelle a pu rapporter quelques faits qui tendraient à prouver l'existence d'une *insertion intra-cervicale*, mais l'observation n'a pas confirmé les idées de l'illustre sage-femme et pour être dans le vrai, nous devons dire « *insertion vicieuse du placenta sur le segment inférieur de l'utérus* ».

De même, si pour la commodité du langage nous employons les mots « *placenta prævia* », il faut bien savoir que cette expression n'est exacte que lorsque le délivre recouvre l'orifice interne, lorsqu'il est placé sur le chemin, sur la voie que doit suivre le fœtus pour être expulsé au dehors : c'est, du moins, la signification étymologique du mot *prævia*.

Si nous avons été assez heureux pour bien montrer ce qu'on doit entendre par insertion vicieuse du placenta, l'étude de physiologie pathologique que nous allons entreprendre semblera moins ardue et ainsi se trouveront légitimés les détails dans lesquels nous sommes entré.

§ II. — *Mécanisme de l'hémorrhagie.*

L'hémorrhagie est le symptôme dominant, capital, de l'insertion vicieuse du placenta : elle constitue à proprement parler toute la maladie. On peut la voir se produire à trois époques différentes : 1° pendant la grossesse ; 2° pendant le travail ; 3° après l'accouchement.

1° *Mécanisme de l'hémorrhagie pendant la grossesse.* — Avant les observations de Portal et la démonstration anatomique de Schacher, la plupart des auteurs avaient donné des accidents hémorrhagiques notés par eux, pendant la grossesse et pendant le travail, une explication qui devait fatalement être entâchée d'erreur. Ils avaient remarqué que les pertes sanguines coïncidaient fréquemment avec la présence du placenta sur le segment inférieur de l'utérus et on retrouve dans les écrits d'Hippocrate et de Celse des principes qui ne laissent aucun doute à cet égard. Guillemeau, Louise Bourgeois, Mauriceau rencontrèrent un certain nombre de cas analogues et en donnèrent une interprétation à laquelle, nous l'avons vu plus haut, se rattachait encore Deventer. Ils supposaient que le placenta normalement inséré se détachait, tombait sur le col, et que le sang qui s'écoulait, venait des sinus déchirés de la partie supérieure de l'utérus et s'écoulait au dehors en décollant les membranes. C'est pour détruire cette erreur que Levret publia le mémoire important que nous avons signalé. Mais si, depuis les travaux de l'accoucheur du siècle dernier, la cause générale des hémorrhagies de la grossesse et du travail est bien connue, le mécanisme en vertu duquel se produit l'écoulement, a donné lieu à un grand nombre de discussions, et même actuellement, les auteurs sont loin de s'entendre à ce sujet.

Avant la remarquable thèse du professeur Stoltz, en 1826, on admettait sur l'effacement du col, une théorie qui expliquait avec la plus grande facilité la production de l'hémorrhagie. Smellie, Levret, Rigby, Baudelocque, enseignaient que, dès le sixième mois de la grossesse, le col servait à l'ampliation de l'utérus et s'effaçait. Velpeau lui-même, sans tenir compte des travaux de Stoltz, comparait le mode de disparition du col à ce qui se passe dans une vessie, dont le col aurait été enserré par une ficelle enroulée en spirale, de la partie inférieure à la partie supérieure. En déroulant la ficelle de la partie supérieure à la partie inférieure, on imite très exactement ce qui arrive dans l'utérus, au moment de l'effacement : les parties les plus élevées du col, puis les parties placées au-dessous entrent successivement dans la constitution de l'organe. Dès lors l'hémorrhagie de la grossesse liée à l'insertion vicieuse du placenta était extrêmement facile à expliquer. « Lorsque le placenta est inséré sur le col, dit Velpeau, ces deux parties se développent ensemble jusque vers le cinquième, le sixième, le septième et parfois jusque vers le huitième mois et demi de la grossesse, variété qui s'explique très bien, en admettant avec Busch, qu'une des causes présumables de l'implantation du placenta sur le col est le développement anormal du la matrice. A partir de là, les environs de l'orifice s'éloignent du centre avec une telle rapidité, qu'une portion de l'œuf de plus en plus considérable, reste sans adhérence aucune avec l'utérus. Cette portion molle, vasculeuse, continuellement tiraillée, peut se gercer, se déchirer même et donner naissance à une hémorrhagie qui fait courir plus de risques à l'enfant qu'à la mère. D'un autre côté, ce déplacement ne s'opère pas, en général, sans que la partie inférieure de la matrice en soit plus ou moins irritée, sans qu'elle devienne bientôt le siège d'un afflux, d'une congestion plus ou moins prononcée, et dès lors la cause efficiente générale de perte s'ajoute à la cause particulière constituée par la présence du placenta sur le col.. »

Mais ce mécanisme, essentiellement vrai, n'en constitue pas moins une erreur et si l'effacement du col se fait comme l'a indiqué Velpeau, et comme le représente assez exactement sa comparaison, il ne commence, au plus tôt, que dans les derniers jours de la grossesse, parfois même qu'avec les premières contractions du travail, et ne saurait, par suite, servir à expliquer les hémorragies des trois derniers mois. Il fallait chercher une autre interprétation ou revenir, malgré les travaux de Stoltz, aux idées des anciens auteurs, défendues par Velpeau : c'est à ce résultat qu'ont abouti certains travaux que nous allons rappeler brièvement.

Bandl, de Vienne, soutenait récemment qu'une partie du col servait à l'ampliation de l'utérus durant la gestation. En examinant une primipare chez laquelle la tête plonge dans l'excavation, voici ce qu'on trouve par l'exploration digitale, d'après l'accoucheur de Vienne : tout d'abord l'orifice externe du col ; puis un canal long de 2 à 3 centimètres ; puis un anneau qui, faisant saillie dans la cavité du col, forme un sphincter que les auteurs considèrent à tort comme n'étant autre chose que l'orifice interne ; Bandl appelle cet anneau *l'orifice de Müller*. Si l'on continue à introduire le doigt, on trouve audessus, des parois minces, flasques et molles, constituant une région évasée, limitée à sa partie supérieure par un cercle résistant qui serait alors le véritable orifice interne, séparant le corps du col de l'utérus, ainsi que le représentent les coupes faites par Braune de Leipzig sur des utérus congelés : Bandl lui avait donné le nom *d'orifice de Braune*. Pour démontrer que la portion de l'utérus située au-dessus de l'orifice de Müller appartient réellement au col et non au corps de l'organe, Bandl envisage la disposition à ce niveau, du péritoine, des vaisseaux, et la structure différente des deux muqueuses, cervicale et utérine. Mais toutes ces raisons ne furent pas considérées comme suffisantes pour entraîner la conviction, et la nouvelle théorie rencontra dès sa naissance, même en Allemagne, une assez vive opposition. La question fut discutée dans diverses réunions scientifiques, et les dernier travaux de Bandl renferment presque un désaveu. Il a étudié depuis, avec quelques détails, les changements de volume et de forme que présente la cavité cervico-utérine, depuis la naissance jusqu'à la puberté, et les modifications apportées par la grossesse dans le rapport de ces deux portions de la matrice. Il en arrive à cette conclusion que la partie qui existe entre l'orifice de Müller et l'orifice de Braune (portion qu'il considérait autrefois comme appartenant au col, et s'ouvrant, s'évasant pendant la grossesse) fait partie du segment inférieur du corps de l'utérus après un premier accouchement. C'est cette partie autrefois cervicale, maintenant utérine (après la première parturition), qui subira les modifications sur lesquelles il avait appelé l'attention.

Ces idées ne sont pas nouvelles et ceux qui voudront se reporter à l'étude de la cavité utérine faite par M. le professeur Guyon (1), verront que ces dernières modifications y sont exposées et représentées tout au long.

Ces points étant encore en discussion, nous ne pouvons que reproduire les théories récemment émises.

C'est à M. Jaquemier, dit M. le professeur Depaul (2),

(1) Guyon. Th. de doctorat. Paris.
(2) Loc. cit.

que revient le mérite d'avoir bien établi, par des données anatomiques et physiologiques, le mécanisme de ces hémorrhagies tel qu'il est admis aujourd'hui en France. Mais nous verrons que les travaux de M. Depaul sur les irrégularités de développement de l'utérus pendant la grossesse, permettent de pousser l'analyse beaucoup plus loin que ne l'a fait Jaquemier et de répondre dans une certaine mesure aux objections faites en Angleterre et en Allemagne à la doctrine française.

On sait, et Jaquemier le fait justement remarquer, que pendant les deux premiers tiers de la grossesse, l'utérus se développe surtout par son fond, par sa partie supérieure, tandis que dans les trois derniers mois, c'est principalement le segment inférieur qui fournit à l'ampliation de l'organe. Il en résulte que le placenta greffé sur le fond de l'utérus, s'accroît en même temps que son point d'implantation. Ce n'est qu'à partir de la fin du septième mois environ, époque à laquelle le développement placentaire est en grande partie achevé, que la matrice qui continue à augmenter de volume, même au niveau de son fond, pourrait tirailler sur le placenta et le décoller en partie ; mais à ce moment l'accroissement du segment supérieur est à peine sensible dans les conditions ordinaires ; il faut une distension exagérée de la cavité utérine pour que le placenta puisse être détaché par ce mécanisme et les faits analogues sont extrêmement rares.

Mais si l'arrière-faix est implanté dans la zone cervicale, il est exposé à des décollements à peu près inévitables. En effet, à partir du septième mois, la cavité de la matrice augmente de volume par accroissement du segment inférieur, accroissement relativement rapide et très accusé. Le placenta, au contraire, complètement développé ou peu s'en faut, à cette époque, ne peut suivre l'expansion des parties inférieures de l'utérus, et il se fait alors un décollement variable, suivant certaines conditions que nous allons étudier.

Cette explication, quoique d'une simplicité très grande, devait naturellement trouver des contradicteurs, cela n'a rien qui puisse surpendre. Si le décollement placentaire, disait-on, si l'hémorrhagie qui en est la conséquence, dépendent d'un défaut de concordance dans le développement du segment inférieur de l'utérus et du placenta, les pertes sanguines devraient être constatées dans les trois derniers mois de la grossesse, elles devraient être *inévitables*. Or personne n'ignore qu'il existe un certain nombre d'observations d'insertion vicieuse du placenta, sans hémorrhagie pendant la grossesse.

Jaquemier avait eu le soin de dire, mais sans en donner la raison, il est vrai, que « l'ampliation et la distension du segment inférieur de l'utérus ne sont pas une cause inévitable du décollement du placenta. Il n'est nullement rare de voir l'hémorrhagie ne survenir qu'au moment où l'orifice interne s'ouvre.» Mais les remarquables travaux de M. le professeur Depaul sur les irrégularités de développement de la matrice, en prêtant à la théorie de Jaquemier un appui considérable, permettent de répondre à l'objection que nous formulions plus haut et d'expliquer comment il peut y avoir insertion vicieuse, sans hémorrhagie pendant la grossesse ou à peu près. D'ailleurs ce n'est pas seulement pendant la gestation que les irrégularités de développement de l'utérus jouent un rôle dans la production de l'hémorrhagie; on peut encore nettement apprécier leur influence pendant le travail, comme nous essaierons de le montrer plus loin. « J'ai eu l'occasion, dit M. Depaul (1) d'examiner l'utérus de femmes qui avaient succombé pen-

(1) Depaul. loc. cit. p. 618.

dant les derniers mois de la grossesse, et j'ai pu voir que dans les parties inférieures, l'accroissement n'était pas le même partout. La région antérieure se développe en général, beaucoup plus que la postérieure, et ainsi que je le disais dans un rapport que j'ai présenté à l'Académie, si l'on abaisse du fond de l'utérus un axe vertical, son extrémité inférieure, loin de passer par le col ou même près du col, traverse la paroi antérieure de l'organe à une distance variable de cette ouverture qui est laissée en arrière. Je faisais également remarquer que là était l'explication d'un phénomène assez commun : il est, en effet, fréquent de constater au début du travail que la tête du fœtus, en s'engageant dans l'excavation du bassin, entraîne avec elle la paroi antérieure de l'utérus, dont elle est en quelque sorte coiffée. Le col est alors très en arrière et difficile à atteindre. Cette disposition qui peut, dans quelques cas, retarder la marche du travail, est habituellement facile à combattre, car il suffit avec un doigt introduit en crochet dans le col, de ramener cette ouverture en avant pendant les contractions.

Dans ces mêmes dissections, je me suis assuré, en outre, que les parties latérales se développaient inégalement, que l'une augmentait plus que l'autre, et qu'en menant une ligne horizontale d'un orifice tubaire à l'autre, il était facile de constater cette disposition, la ligne passant, en effet, à 1 ou 2 centimètres au-dessus de la trompe du côté opposé. Il résulte de là que la plus grandd irrégularité règne dans le développement des différentes parties de l'utérus ; que si, en réalité, le fond est la région de l'organe qui prend un accroissement rapide pendant les premiers temps de la grossesse, il est impossible de désigner d'une manière exacte, ni quelle est la partie de ce fond qui se développe le plus, ni quand s'arrête cet accroissement. D'un autre côté, le segment inférieur se développe assurément plus tard, mais il n'est pas possible d'assigner une époque fixe au début de ce phénomène variable chez chaque femme, et l'on peut dire seulement d'une manière générale que cela commence du sixième au septième mois. Si la région antérieure, le plus souvent, prend une amplitude considérable, n'oublions pas que les parties latérales et postérieure participent à ces changements. »

Chacun des faits contenus dans cette longue citation a une grande importance et peut permettre d'expliquer le mécanisme de l'hémorrhagie liée à l'insertion vicieuse du placenta. Ils démontrent que le segment inférieur de l'utérus ne constitue pas dans les derniers mois de la gestation un segment de sphère dont le développement est régulier. Nous voyons, au contraire, que certaines parties de ce segment inférieur se développent plus les unes que les autres et alors que la portion antéro-inférieure prend un accroissement considérable, la portion postéro-inférieure est à peine modifiée, au point que la première semble surtout fournir à l'ampliation de la matrice. Dès lors, il est facile de comprendre que l'orientation du délivre sur le segment inférieur pourrait n'être pas indifférente au point de vue de la production de l'hémorrhagie. En effet, toutes les fois que l'insertion se ferait en arrière, les trois derniers mois de la grossesse pourraient se passer sans accident, et l'hémorrhagie apparaîtrait seulement pendant la période d'effacement, ou pendant celle de dilatation. Mais les pertes sanguines durant la grossese seraient d'autant plus inévitables, fréquentes et abondantes que l'insertion du placenta se ferait plus en avant, car nous ne devons pas oublier que, si les parties latérales participent à l'ampliation de la cavité utérine, c'est surtout la partie antéro-inférieure de l'organe, qui, par son accroissement exagéré, en augmente la capacité. C'est donc en ce point que s'établirait surtout un défaut de relations entre le délivre complètement développé et la paroi utérine qui continue à s'accroître, c'est là que se feraient les décollements les plus étendus avec toutes leurs conséquences. Il est regrettable que les observations manquent généralement de détails et qu'on ne prenne pas soin de noter, autant que possible, le mode et l'orientation de l'arrière-faix sur le segment inférieur de la matrice. Seul, Jüdell (1) a signalé, dans quelques faits encore peu nombreux, le rapport qui lui semblait exister entre l'hémorrhagie et l'orientation placentaire.

Ce n'est pas seulement le développement actif de la partie inférieure de l'utérus qui joue un rôle dans la production de l'écoulement sanguin ; la distension mécanique du segment antéro-inférieur par la partie fœtale qui s'engage, et surtout par la tête fléchie, a aussi son importance. Ce fait n'avait pas échappé à Jaquemier qui disait : « Lorsque à l'ampliation organique vient s'ajouter la distension mécanique que subit le segment inférieur de l'utérus et qui le fait proéminer dans l'excavation du bassin, le tiraillement augmente d'une manière très marquée et entraîne souvent le décollement d'une portion du placenta ; de là, la fréquence croissante de l'hémorrhagie, pendant le septième, le huitième et le neuvième mois, quoique l'orifice soit encore exactement fermé, au moment où elle se déclare pour la première fois. » Lazarewitz (2) considère cette dilatation sacciforme de la paroi antéro-inférieure de l'utérus comme un écartement des deux parois antérieure et postérieure de l'organe et il explique ainsi aisément le

(1) Jüdell Arch. für. Gynak. Bd. VI.
(2) Lazarewitz. Traité d'accouchements.

décollement placentaire. La figure suivante que nous empruntons à cet auteur donne une idée assez nette du mécanisme qu'il invoque. Elle représente une coupe du segment inférieur de l'utérus (aa, *bb*) dont les parties antérieure et postérieure sont reliées dans les points c et *d* par une ligne ponctuée représentant le placenta vicieusement inséré ; le corps sphérique M est la partie fœtale qui se présente. Il est évident que, lorsque cette partie M du fœtus qui se présente la première, presse sur la paroi a a, de façon à la repousser jusqu'en a' a',

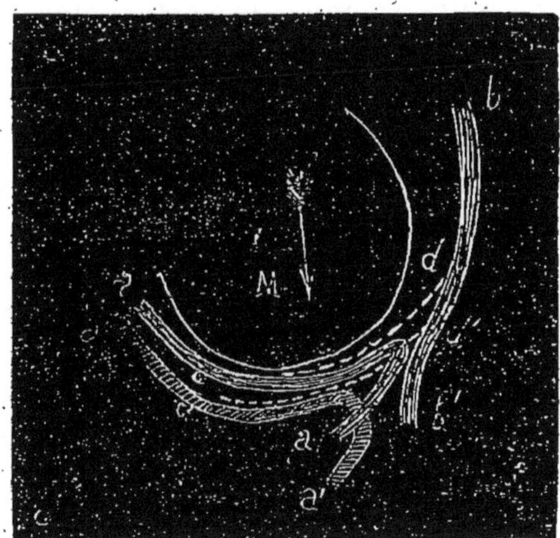

Fig. 3.

elle peut provoquer le décollement du placenta de la partie opposée *d*, comme le montrent les lignes *c' d'* et a' a'.

Il est à remarquer que le placenta, dans le cas où il est inséré sur le segment inférieur de l'utérus, a une forme toute particulière qui permet souvent de faire un diagnostic rétrospectif; en effet, le délivre est allongé *en limande* et l'une de ses extrémités est toujours plus étroite et plus mince. Si l'on rencontre des exceptions à cette règle, cela tient encore à l'orientation et au mode d'insertion du placenta. C'est le point du délivre sur lequel s'appuie la partie fœtale engagée, qui s'amincit peu à peu et devient exsangue, par suite de la pression continue exercée par la partie qui se présente et principalement par le sommet. On conçoit dès lors, que l'arrière-faix n'ait la physionomie particulière qu'on lui connaît dans les cas d'insertion vicieuse, que dans certaines conditions bien déterminées. On peut dire, à *priori*, qu'on la rencontrera plus ou moins accusée, toutes les fois qu'une portion du placenta atteindra la partie antérieure de la zone cervicale, c'est-à-dire, dans les cas d'insertion centrale, dans les cas d'implantation partielle ou marginale sur la paroi antérieure de la matrice. L'étude de la forme de cette portion amincie du délivre et de la surface d'insertion, pourrait peut-être servir à faire le diagnostic rétrospectif de l'orientation placentaire : c'est là un point que nous nous proposons d'élucider dans l'avenir.

A côté de cette théorie du mécanisme de l'hémorrhagie, basée sur les irrégularités de développement de l'utérus, nous devons en signaler deux autres, en raison de l'autorité qui s'attache au nom de leurs auteurs. Barnes fait intervenir deux processus pour expliquer les pertes de sang pendant la grossesse. Pour l'auteur anglais, il se passerait quelque chose d'analogue à ce que nous voyons se produire dans les cas d'avortement, où l'hémorrhagie d'origine congestive est le premier phénomène de la fausse couche : la petite quantité du sang épanché entre l'œuf et l'utérus irrite la fibre musculaire qui se contracte, décolle une portion plus considérable du placenta et augmente ainsi les sources de l'hémorrhagie.

Faisant allusion à la théorie dans laquelle on explique l'écoulement sanguin par un excès de développement du segment inférieur de l'utérus sur le placenta inséré en ce point, Barnes (1) s'exprime ainsi: « La vraie explication, celle que je propose, est tout juste le contraire de celle qui est généralement admise. Quelle est la partie qui se développe le plus rapidement? N'est-ce pas l'œuf; le placenta? Le développement du col est secondaire, il est le résultat de l'excitation que lui imprime l'œuf. Le premier décollement du placenta vient d'un excès de développement du placenta sur celui du col qui n'est pas destiné à l'insertion placentaire et qui n'est pas fait pour vivre en paix avec le placenta. Les relations sont rompues, le placenta s'étend au delà et l'hémorrhagie se produit. L'hémorrhagie est plus fréquente aux époques menstruelles qu'à tout autre moment, et n'a rien à faire directement avec le travail; au moment des règles, le sang afflue vers l'utérus et le placenta, le gonfle et le rend trop large pour la surface sur laquelle il est fixé, il se décolle sur les bords de l'orifice et le sang s'écoule; sous l'influence de l'irritation que produit ce détachement partiel, l'infiltration d'un peu de sang dans la substance même du placenta, et la présence de quelques petits caillots entre le placenta et la paroi utérine peuvent éveiller la contraction; la zone cervicale, en se contractant, peut secondairement détacher une plus grande partie du placenta. » Nous ne nions pas la seconde partie du processus hémorrhagique indiqué par le savant accoucheur de Londres, mais nous ne comprenons pas cet excès de développement du placenta sur la paroi utérine. Barnes semble admettre que le développement placentaire peut agir de deux façons: par accroissement propre et par accroissement congestif périodique. Nous ferons remarquer

(1) Barnes. Loc. cit. p. 382.

qu'à l'époque de la grossesse où se produisent d'habitude les pertes de sang liées à l'insertion vicieuse, le développement propre du placenta est complètement achevé. Quant à l'influence du nisus périodique sur la production d'une déchirure vasculaire, rien ne justifie cette opinion; on n'a pas constaté que l'hémorrhagie du placenta anormalement inséré fût plus fréquente aux époques cataméniales ; d'ailleurs pourquoi le nisus périodique agirait-il plus efficacement lorsque le délivre est situé en partie ou en totalité dans la zone cervicale ? En outre, comme M. le professeur Depaul le fait justement remarquer, si l'on se rappelle que le fond de la matrice a acquis son entier développement ou à peu près, dans les sept ou huit premiers mois de la grossesse, il est tout naturel de penser « que l'expansion de l'œuf produirait bien plus facilement un décollement placentaire, quand l'arrière-faix s'attache au fond de l'utérus, puisqu'alors la matrice ne suivrait pas le développement de l'œuf, que lorsque le délivre s'insère sur le segment inférieur de l'organe qui se développe au contraire, surtout dans les trois derniers mois. »

Matthews Duncan (1) refuse à la séparation du placenta et de la paroi utérine, l'importance absolue qu'on lui accorde habituellement comme cause d'hémorragie. Cet auteur croit, en effet, que les pertes sanguines qui nous occupent, se produisent le plus souvent sans qu'il y ait le moindre décollement : il se fonde sur ce que, dans les cas d'hémorrhagie par insertion vicieuse qu'il a eu l'occasion d'observer, il n'a pas découvert sur la face utérine du délivre les altérations pathologiques qu'on doit rencontrer en pareille circonstance, et qui ont été bien décrites par Gendrin (2). « Les altérations anatomiques que les au-

(1) Sur le mécanisme de l'accouchement. Trad. Budin.
(2) Traité philosophique de Médecine pratique t. II. p. 216.

teurs ont signalées dans le placenta, dit cet auteur, lorsqu'il était greffé sur l'orifice interne du col de l'utérus, ne sont point en rapport avec toutes les circonstances que présentent les hémorrhagies qui se rattachent à cette disposition anormale. Elles consisteraient toujours, suivant les descriptions qu'ils en ont données, dans un état de dessèchement et d'atrophie de la portion du placenta implantée sur l'orifice interne du col de l'utérus, avec la présence sur l'arrière-faix d'une tuméfaction mamelonnée correspondant à l'orifice du col, vers lequel la portion du placenta qui le recouvre se trouverait poussée et engagée, au moment du travail de l'accouchement.

Les altérations du placenta dans les cas d'implantation anormale ne sont ni aussi simples, ni aussi invariables ; elles se modifient de différentes manières qui se trouvent en rapport avec les diverses formes des accidents hémorrhagiques.

L'altération la plus simple que présente le placenta, lorsqu'il a été inséré par un segment peu étendu de son bord sur l'orifice utérin, est la suivante: son tissu spongieux est affaissé, comme déprimé et converti en un tissu homogène rougeâtre, dans lequel du sang est immédiatement incorporé, et qui ressemble assez bien, pour l'aspect, au parenchyme du poumon refoulé dans la gouttière vertébrale après la pleurésie, mais avec une fragilité qui se rapproche de celle de la rate.

Le chorion, tantôt s'étend sur cette partie du placenta, sans présenter de modification apparente, tantôt il est rompu transversalement et détaché à la limite de la portion altérée et des parties saines continues. Cette rupture nous a toujours semblé avoir été produite pendant le travail de l'accouchement, par l'interposition nécessaire du segment décollé du placenta entre la tête ou le siège du fœtus et le bord du col. Cette interposition produit aussi très probablement, au moins en grande partie, la dépression de la portion du placenta engagée dans le col. Quand le chorion n'a pas abandonné la partie du placenta qui se trouvait décollée, on le trouve, dans presque tous les cas, rompu à quelques lignes du bord externe. L'altération placentaire que nous venons de décrire est celle qui se rencontre, quand l'hémorrhagie a précédé de peu de temps ou accompagné le travail de la parturition.

Dans les cas ou des hémorrhagies se sont reproduites à différentes fois et par intervalles plus ou moins éloignés, avant l'accouchement et au moment du commencement du travail, le segment du placenta inséré sur le col est plus étendu, et les altérations du bord de cet organe qui a été décollé, ne sont pas les mêmes sur tous les points ; il faut alors les considérer sur trois zones excentriques l'une à l'autre.

Sur la zone la plus voisine du centre de l'organe, le tissu placentaire est condensé et réduit en un tissu homogène, dense, comme granuleux, d'une couleur jaune grisâtre, se rompant avec facilité, traversé par des filaments blanchâtres qui arrivent jusqu'à la surface utérine en se ramifiant, et se perd dans la couche jaunâtre qui ne présente pas dans son épaisseur le moindre vestige de points rouges.

Au milieu de ce tissu homogène, se rencontrent toujours de petits caillots d'un rouge noirâtre, ordinairement très nombreux, qui ne s'isolent pas du tissu homogène environnant, et se fondent dans sa substance. Ces petits caillots pénètrent le plus souvent, jusque sous le chorion. La surface du placenta, sur ces parties ainsi altérées présente souvent des taches blanches d'une à deux lignes de diamètre, très nombreuses et plus ou moins confluentes, faisant un léger relief et ressemblant, au premier aspect, aux petites plaques que forme la matière tuberculeuse sur la séreuse abdominale, après les péritonites tuberculeuses.

La zone intermédiaire, excentrique à celle qui vient d'être décrite, présente un tissu rougeâtre dans lequel on reconnaît du sang coagulé, infiltré et même incorporé avec le tissu placentaire. Ce tissu est plus mou et beaucoup plus friable que celui du placenta à l'état sain ; son apparence homogène et la continuité de sa trame, sont interrompues par des foyers sanguins, qui pénètrent à différentes profondeurs de la surface utérine vers la surface fœtale.

Le chorion, sur les deux zones internes qui viennent d'être décrites ne nous a jamais offert ni altération de texture, ni déchirure.

La zone extérieure présente l'état d'altération qui se trouve dans les cas où une petite portion du bord du placenta correspondait à l'orifice du col.

Il est évident que ces altérations ne diffèrent que par leur ancienneté; elles se sont produites à des époques diverses. Les plus voisines du centre du placenta sont les plus anciennes et correspondent aux premières hémorrhagies, et les plus excentriques aux plus nouvelles. La forme et les limites latérales des altérations le démontrent aussi. L'altération la plus voisine du centre est toujours la plus étroite, et la plus éloignée la plus large, en sorte que toute la partie malade du placenta a la forme d'un triangle, dont la base est vers le bord de l'organe.

Indépendamment de ces altérations, on trouve dans le placenta des lésions qui ont souvent été produites au moment du travail d'expulsion; elles consistent en des déchirures remplies d'une plus ou moins grande quantité de sang coagulé, que l'on enlève aisément par une macération de quelques heures. Ces ruptures ne sont point transversales ; elles ont l'aspect des ruptures, en quelque sorte étoilées, qu'on produit en serrant dans la main un corps mou et fragile, de manière à rassembler ses parties périphériques autour d'un autre.

Les divers degrés d'altération du tissu placentaire que nous venons de décrire, constituent la première période d'une lésion plus ancienne, que nous avons rencontrée plus fréquemment que toutes les autres sur des arrière-faix expulsés par des femmes qui ont eu, à des périodes éloignées de la parturition, des hémorrhagies plus ou moins considérables qui ne se sont pas renouvelées. Cette lésion consiste dans la conversion du bord d'une partie du placenta, dans toute son épaisseur, en un tissu homogène, d'un jaune pâle, tirant sur la teinte grisâtre, n'offrant aucune trace de vaisseaux apparents. La partie du placenta ainsi altérée est constamment, au moins de moitié, plus mince que les parties saines de l'arrière-faix correspondantes ; elle est lisse et d'épaisseur égale dans toute son étendue ; les bosselures des mamelons n'y sont plus apparentes. Cette partie de l'arrière-faix contient toujours dans son épaisseur des portions rougeâtres, qui ne sont point disposées par couches, mais par grumeaux ramollis, dans quelques-uns desquels on reconnaît très bien du sang altéré. Nous avons trouvé, dans un cas, un seul, et une autre fois deux foyers hémorrhagiques très circonscrits, et de six à huit lignes de diamètre, pénétrant et occupant toute l'épaisseur de cette partie du placenta, qui avait été insérée sur l'orifice du col et qui était devenue jaunâtre. Le chorion correspondant était d'un blanc mat, légèrement jaune ; il était épaissi comme par l'addition ou l'infiltration d'une matière d'apparence albumineuse, et l'on ne remarquait point en lui d'injection vasculaire anormale. »

Duncan fait alors remarquer que, si la théorie de l'irrégularité de développement de l'utérus était vraie, l'hémorrhagie devrait exister d'une façon invariable pendant la grossesse et qu'elle devrait être inévitable, ce qui n'existe pas. En outre, les lésions décrites par Gendrin devraient être constantes, ce qui n'existe pas davantage.

Avant d'exposer les idées de Matthews Duncan, sur le mode de production de l'hémorrhagie coïncidant avec une insertion vicieuse du placenta, nous voulons répondre à une objection faite au mécanisme du décollement placentaire par accroissement exagéré de la région de l'utérus sur laquelle le délivre est implanté. Si telle était la cause de l'hémorrhagie, disent quelques auteurs, il devrait également se produire des ruptures vasculaires, quel que soit le lieu d'implantation de l'arrière-faix dans l'accouchement normal (Duncan) ; dans les cas où l'utérus est anormalement distendu, soit par plusieurs fœtus, soit par une quantité exagérée de liquide ammiotique. A cela nous répondrons que, lorsque la matrice est ainsi distendue outre mesure, ce n'est pas un point limité de ses parois qui fournit à l'ampliation, mais la totalité de l'organe. Il est incontestable que si l'expansion se faisait aux dépens de telle ou telle partie de l'utérus, et que le placenta s'insérât sur cette partie, fût-ce même le fond de l'organe, il se produirait un décollement, comme dans l'insertion vicieuse, mais il n'en est pas ainsi. Voyons maintenant ce qu'enseigne Matthews Duncan. L'hémorrhagie, d'après cet auteur, peut être produite :

« 1° Par la rupture d'un vaisseau utéro-placentaire, au niveau ou au-dessus de l'orifice interne de l'utérus ;

2° Par la rupture d'un sinus marginal utéro-placentaire, dans l'aire de détachement prématuré, spontané, non pas quand l'insertion du placenta est centrale, ou qu'il couvre l'orifice interne, mais quand l'un de ses bords siège sur l'orifice interne ou près de lui ;

3° Par la séparation partielle du placenta, à la suite d'une cause *accidentelle*, un choc ou une chute ;

4° Par la séparation partielle du placenta, conséquence des contractions utérines qui déterminent une légère dilatation de l'orifice interne. »

Nous ferons tout d'abord remarquer à propos d'une des causes invoquées par Duncan, qu'elle n'est nullement en harmonie avec la symptomatologie de l'hémorrhagie due à une insertion vicieuse. Il ne faut pas oublier, en effet, que, dans l'espèce, l'écoulement sanguin apparaît sans aucun trouble prémonitoire, sans contractions utérines préalables, sans choc, sans chute, sans traumatisme en un mot; la caractéristique de l'hémorrhagie est d'être *inopinée*, *inattendue*, *silencieuse*.

Nous ne nions pas, d'autre part, que la rupture d'un vaisseau utéro-placentaire, d'une veine inter-cotylédonnaire située au niveau ou au-dessus de l'orifice interne de l'utérus, ne puisse donner lieu à une hémorrhagie dans les derniers mois de la grossesse, et qu'il ne soit ainsi facile d'expliquer par une simple thrombose du vaisseau déchiré, l'arrêt de l'écoulement et l'absence des lésions qui siègent habituellement sur les cotylédons décollés. Mais nous sommes en droit de nous demander où est la cause de la rupture vasculaire.

Nous ne nions pas davantage que la rupture du sinus circulaire affleurant l'orifice interne ne puisse être la source de l'hémorrhagie. Mais, ici encore, où est la cause de la déchirure ? D'ailleurs, la rupture de ce sinus ne peut être invoquée, comme ne peut s'empêcher de le reconnaître Matthews Duncan, dans le cas d'insertion centrale ou presque centrale ; elle n'a rien de spécial aux cas qui nous occupent, et, ainsi que Jaquemier l'a parfaitement montré, elle peut exister, quelle que soit la région sur laquelle le placenta est inséré.

Spiegelberg, qui a écrit sur ce sujet après Mathews Duncan, professe une opinion semblable. Il admet d'abord avec lui que le placenta prævia prédispose à l'avortement, et fait intervenir dans la production de l'hémorrhagie la congestion et le traumatisme.

Tout ébranlement, dit cet auteur, doit, en raison de l'union moins ferme des vaisseaux et la pression vasculaire plus élevée à laquelle est soumis le placenta vicieusement inséré, amener facilement une rupture vasculaire, et, la partie inférieure de la matrice se trouve, pendant la grossesse, plus exposée aux chocs que la partie supérieure. En ce qui concerne l'hémorrhagie des derniers mois, il la place sous la dépendance de contractions utérines hâtives, et pour lui, il n'est pas douteux que la perte liée à l'insertion vicieuse du placenta ne soit l'effet, et non la cause, de l'accouchement prématuré.

2° *Mécanisme de l'hémorrhagie pendant le travail.* — Si les auteurs se sont divisés dans l'étude du mécanisme de l'hémorrhagie liée à l'insertion vicieuse du placenta durant la grossesse, il ne faudrait pas croire que l'accord existât sur le mode de production de l'écoulement pendant le travail. La plupart de ceux qui ont écrit sur la question admettent qu'à cette période, l'hémorrhagie est *inévitable* et qu'elle résulte d'un décollemen prématuré du placenta ; mais comment se fait le décollement? C'est là une question qui a été diversement résolue.

Disons tout d'abord qu'on a fait au caractère « *inévitable* » des hémorrhagies du travail, des objections que nous ne saurions admettre. Il est impossible que le travail ait lieu sans qu'il en résulte un décollement plus ou moins étendu, qui varie, comme pendant la grossesse, avec le mode d'insertion et probablement avec le mode d'orientation du placenta. Nous avons vu, en effet, que lorsque l'insertion est incomplète ou marginale et qu'elle se fait à la partie postérieure de la zone cervicale, il est possible que l'hémorrhagie ne se produise pas ou soit insignifiante. Pendant l'accouchement, il faut tenir compte des mêmes circonstances, nous allons y revenir.

Cazeaux parle d'une malade ayant accouché sans avoir perdu une seule goutte de sang ; mais, ainsi que le fait justement remarquer Matthews Duncan, cela ne prouve absolument rien, contre le caractère « *inévitable* » de l'hémorrhagie. Dans bien des cas, l'hémorrhagie est légère, mais il y a hémorrhagie. Pour expliquer les faits dans lesquels l'accouchement s'est accompli sans hémorrhagie, Cazeaux s'exprime ainsi : « Dans quelques autres, on peut dire, avec M. Jaquemier, que si l'accouchement a pu se faire sans accident, c'est que le placenta avait été complètement décollé, ou du moins qu'il l'avait été d'un seul côté jusqu'au delà de l'orifice utérin, de manière que la dilatation a pu s'opérer, sans étendre davantage le décollement, les vaisseaux déchirés antérieurement ayant été bouchés par du sang coagulé. » Duncan fait remarquer à ce sujet, que cette explication n'en est pas une, car : « le placenta n'est prævia que de nom. La partie dont l'insertion était vicieuse, n'est plus attachée et utile, mais détachée, probablement atrophiée, et parfaitement inutile. » Nous ne pouvons partager l'opinion de l'accoucheur anglais, et l'explication de Jaquemier et Cazeaux nous paraît juste, car ces auteurs n'ont point l'intention de s'en servir pour démontrer que le placenta vicieusement inséré et encore adhérent au moment du travail, peut ne donner lieu à aucune perte de sang. Mais, dans ce dernier cas, ils invoquent l'opinion de Moreau, qui repose sur la mort du produit de conception : cet auteur croyait, en effet, que la vie du fœtus était nécessaire à la persistance de la circulation utéro-placentaire. Les nombreux exemples d'hémorrhagie consécutive à l'expulsion d'un fœtus mort et macéré, et ayant séjourné pendant des semaines et des mois dans la cavité utérine, montrent bien que cette opinion n'est pas fondée.

Admettons que l'écoulement sanguin résulte d'une façon générale de la séparation du placenta d'avec la paroi utérine. Si l'on examine alors la face interne de la matrice, et de la face utérine du placenta, on les voit plus ou moins rougies par le sang et on est en droit de se demander laquelle des deux surfaces d'insertion était la source de l'hémorrhagie. Quelques auteurs ont pensé que le sang venait à la fois de l'utérus et du délivre ; d'autres uniquement du placenta ; mais la plupart des accoucheurs modernes s'accordent à admettre que, si quelques vaisseaux propres du placenta peuvent être déchirés, l'écoulement qui en résulte est insignifiant : l'écoulement sanguin se fait par les sinus utérins largement ouverts.

La première théorie fut surtout défendue par Levret ; mais alors que l'accoucheur français croyait que l'hémorrhagie se faisait en quantité à peu près égale par la surface utérine et par la surface placentaire, certains auteurs anglais allèrent beaucoup plus loin et soutinrent que la perte était exclusivement d'origine placentaire. Déjà, en 1793, Rawlins d'Oxford (1) écrivait qu'il venait plus de sang des vaisseaux de la portion détachée du placenta, que des vaisseaux utérins mis à nu. Il fut suivi dans cette voie par Hamilton, Kinder Wood et Radford. Mais ce fut surtout Simpson qui se fit le

(1) Dissert. on the obst. forceps. 1793.

défenseur de cette théorie, sur laquelle il étaya tout un mode de traitement que nous retrouverons plus loin. Pour l'illustre professeur d'Edimbourg, le mode de production de l'hémorrhagie serait le suivant : le sang arriverait par les vaisseaux de l'utérus dans les lacs qui baignent les villosités choriales ; ces lacs sanguins communiquent les uns avec les autres, et, avant tout décollement, ils constituent une nappe liquide emprisonnée dans les limites du placenta. Mais si le délivre se détache par un de ses bords, la nappe sanguine dont nous venons de parler, mise en communication avec l'extérieur, laisse écouler le liquide qui la constitue et celui qui lui arrive constamment. On conçoit, d'après ce mécanisme, que, si l'étendue du point de communication avec l'extérieur joue un rôle dans l'abondance de l'hémorrhagie, la quantité du sang qui s'écoule est surtout en rapport avec l'étendue de la portion du délivre encore en relations avec la paroi utérine, car il s'échappera d'autant plus de sang du placenta, qu'il y en arrivera davantage. Notons enfin que Simpson, tout en admettant l'origine placentaire de la perte, fait fournir le sang par les vaisseaux maternels et non par ceux du fœtus.

La conséquence immédiate de la théorie de Simpson était que l'hémorrhagie devait diminuer en réduisant l'apport du sang dans le placenta et que, pour ce faire, le moyen le plus simple était de décoller cet organe. Simpson et avant lui Radford, avaient été amenés à une telle conception, en voyant l'hémorrhagie cesser après la séparation spontanée et l'expulsion du délivre.

Il est indiscutable que la surface placentaire peut permettre, au début du décollement, l'écoulement d'une faible quantité de sang, mais, comme le dit M. le professeur Depaul, il est impossible d'admettre que ce soit là, la source unique de l'hémorrhagie. « Les raisons qu'il en donne, ajoute ce maître, ne me semblent pas concluantes. Ainsi, selon lui, la portion placentaire décollée est presque toujours rouge, turgescente et recouverte de caillots. Cela est vrai, mais cela tient justement à la stase sanguine dans cette partie de l'organe qui ne fonctionne plus, et la présence des caillots indique suffisamment qu'ils ne sont pas chassés par une ondée sanguine sans cesse renouvelée, comme cela a lieu à la surface utérine, et de plus, qu'ils sont assez résistants pour s'oposer à tout écoulement provenant des vacuoles de l'organe. » Nous verrons, dans la seconde partie de ce travail, les résultats fournis par la méthode de Simpson et ce qu'il faut en penser.

Le plus grand nombre des auteurs, avons-nous dit, et avec eux M. le professeur Depaul, pensent que le sang provient des orifices béants des vaisseaux de l'utérus, dans les points d'où le placenta s'est décollé. Ils ne nient pas que le placenta ne puisse laisser écouler une très minime quantité de sang maternel, et ils admettent même, que des vaisseaux fœtaux peuvent se déchirer et donner lieu à une perte d'origine fœtale, mais ce sont des faits dont nous n'avons pas à tenir compte relativement à l'abondance de l'hémorrhagie dans les cas d'insertion vicieuse du placenta.

Depuis Levret, il est généralement admis que l'effacement et l'ouverture du col ont pour résultat de rompre les liens cellulo-vasculaires qui rattachent le placenta à l'utérus, mais aujourd'hui l'effacement n'est mis en cause qu'au moment du travail ou dans les derniers temps de la grossesse, et cela surtout depuis les leçons de P. Dubois, de MM. Depaul et Pajot qui s'efforcèrent de vulgariser les recherches du professeur Stoltz. En raisonnant par analogie, il était tout naturel de penser que la séparation du placenta d'avec la paroi utérine devait se faire de la même manière, lorsque cet organe est situé dans la zone cervicale et lorsqu'il s'insère normalement dans le fond de la matrice, c'est-à-dire sous l'influence des contractions utérines, du raccourcissement des fibres musculaires : c'est en effet ce qui se passe dans une certaine mesure. Mais quelques auteurs se sont élevés contre la théorie du décollement par contraction pour lui substituer exclusivement celle du décollement par expansion.

Matthews Duncan qui s'est fait le promoteur et le défenseur le plus ardent de la théorie de l'expansion, semble dans certains passages de son livre reléguer au dernier plan l'action de la contraction et de la rétraction de l'utérus. En effet, page 357, cet auteur dit : « Bien que la partie inférieure du corps de l'utérus se développe largement au début du travail, cet état n'implique pas un retrait ou une rétraction étendus. Cette dernière peut être fort légère, tandis que l'expansion est au contraire rapide. L'observation clinique nous montre qu'alors une légère expansion survenant suffit pour séparer la partie du placenta qui est la plus voisine de l'orifice interne, et on ne peut guère supposer qu'à ce moment, le retrait de la paroi ait une grande influence sur le décollement, car ce retrait doit être très léger. Si cette rétraction ou ce retrait, ou tout retrait qui survient au début du travail, amenaient le décollement du placenta, cet organe serait détaché au début du travail dans tous les accouchements. J'en conclus donc que le placenta prævia n'est pas détaché par suite des contractions de l'utérus ou du retrait des parois de cet organe. »

Plus loin, page 362, nous lisons à propos du mécanisme du décollement de la séparation du placenta : « C'est l'expansion de la surface sur laquelle s'insère le placenta, qui est, dans la première période du travail, la particularité distinctive du placenta prævia. »

Puis il ajoute, page 363 : « Dans l'insertion vicieuse du placenta, l'expansion de la partie inférieure du corps de l'utérus, au début du travail, produit régulièrement d'abord, une sorte de tension des cotylédons et une expansion de la surface placentaire, puis leur séparation. Tandis que l'expansion qui amène au niveau de la surface utérine le décollement du placenta prævia, ou d'une portion du placenta située près du col, se fait dans une direction perpendiculaire à l'axe de l'utérus, la rétraction ou contraction a lieu suivant une direction parallèle à l'axe de cet organe, et cette contraction pousse en bas le placenta qui s'est détaché, ou la portion qui s'est détachée dans le col développé, étendu, allongé. »

Bien que nous ayons en très grande estime tout ce qui peut émaner d'une autorité semblable à celle de Matthews Duncan, nous pensons qu'il a eu tort de négliger d'une façon aussi absolue la contraction utérine, le raccourcissement des fibres longitudinales qui est en dernière analyse la cause de l'effacement et de l'ouverture du col, en un mot la cause de l'expansion. D'autre part, il se produit, au moment du travail, certains phénomènes qui relèvent de l'irrégularité du développement de la matrice. C'est à tort, croyons-nous, que cet auteur considère « que la partie inférieure de la cavité utérine distendue, comme elle l'est à la fin de la grossesse, représente une partie de sphère ou d'hémisphère qui est en rapport avec le col; l'orifice interne du col en occupe le pôle. »

Ainsi que nous le disions plus haut, M. le professeur Depaul a montré que la moitié antérieure et la moitié postérieure de l'utérus ne se développaient pas d'une façon symétrique, et qu'un axe vertical abaissé du fond de l'utérus, au lieu de passer par le col ou près du col, traverse la paroi antérieure de l'organe à une distance variable de cette ouverture située en arrière. Cela tient à ce que la partie antéro-inférieure est poussée en avant et en bas par la partie fœtale qui s'engage, tandis que le col est attiré en arrière, la paroi postéro-inférieure restant à peu près plane. Dans ces conditions que se passe-t-il au début du travail ? Les fibres longitudinales se contractent surtout en avant; c'est à ce niveau que leur raccourcissement doit être le plus accentué, car il aura pour

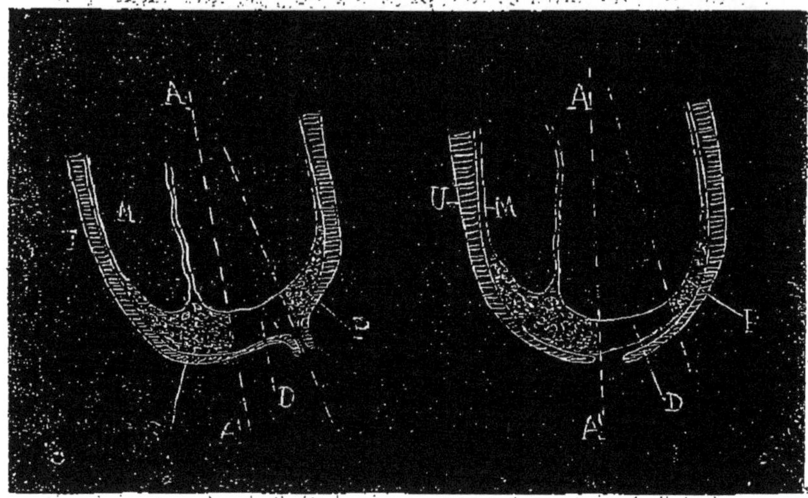

Fig. 4. Fig. 5.

Fig. 4. AA. Axe de l'utérus. — U. Utérus. — M. Membranes de l'œuf. — P. Placenta. — S. Segment antéro-inférieur dilaté. — C. Col. — D. Portion du placenta qui doit se décoller.

Fig. 5. B. Portion du placenta qui s'est décollée. — O. Orifice de dilatation.

résultat de faire disparaître la dilatation sacciforme dans laquelle plonge la tête ou le siège du fœtus et de ramener en avant le col dirigé plus ou moins en arrière et en haut. Supposons que nous ayons affaire à un cas dans lequel l'insertion se fait centre pour centre, au-dessus de l'orifice interne du col qui n'est pas effacé et dont l'orifice externe regarde en arrière, ainsi que nous le représentons dans la figure 4. Après quelques contractions qui auront amené à la fois l'effacement et un commencement de dilatation, nous aurons la disposition représentée dans la figure 5, qui montre bien l'étendue du décollement.

Il est facile de comprendre en examinant ces deux figures comment l'hémorrhagie pourrait ne pas se produire, ou tout au moins être insignifiante, si le placenta, au lieu de s'insérer centre pour centre au-dessus de l'orifice interne du col, était greffé sur la paroi postéro-inférieure de façon qu'il affleurât simplement cet orifice par son bord inférieur. Non seulement, dans ce dernier cas, les choses peuvent se passer ainsi pendant la période de redressement de l'utérus et d'effacement du col, mais encore pendant toute la période de dilatation, si la partie fœtale qui se présente est profondément engagée et vient faire l'office de tampon interne.

Il importe de bien se rendre compte de la façon dont se fait le décollement dans ces cas particuliers. Ce n'est pas un retrait sur place de la paroi utérine qui rompt les attaches placentaires ; mais tandis qu'une portion du délivre reste implantée sur la zone cervicale postérieure, l'autre est abandonnée, pour ainsi dire, par la paroi antérieure de l'utérus qui se relève, et, si le bord décollé n'était pas retenu par les membranes qui s'y fixent, il serait flottant dans l'orifice de dilatation.

Il est un certain nombre de cas dans lesquels le raccourcissement des fibres longitudinales de l'utérus est sans action sur le décollement du placenta. Je veux parler des cas d'insertion vicieuse désignés par les Allemands sous le nom de *placenta prævia lateralis* et pour lesquels Schröder a imaginé la théorie du *glisse-*

ment et, comme conséquence, au point de vue du traitement préconisé, la rupture des membranes. Schröder croit, en effet, que le décollement réside dans le déplacement de la paroi utérine sur l'œuf, comme cela se passe pendant le travail, alors que la poche des eaux n'est pas rompue et quand l'œuf est expulsé intact. Pour que l'orifice se dilate, il faut absolument que la paroi utérine et l'œuf se déplacent l'un sur l'autre, car l'ouverture du col consiste en ce que le segment inférieur se retire en glissant de bas en haut sur la surface de l'œuf.

Habituellement cette séparation se fait dans la caduque, mais, ainsi que le fait remarquer Schröder, elle peut se faire entre le chorion et l'amnios, et cela, quelquefois jusqu'à la racine du cordon. C'est ainsi que Schülein dans 135 observations a trouvé le chorion et l'amnios 46 fois entièrement détachés, 33 fois séparés en partie, 56 fois unis dans toute leur étendue : ces faits ont leur importance.

Dans les cas d'insertion vicieuse du placenta complète ou partielle, il faut, quand le segment inférieur de l'utérus se retire sur l'œuf, que la séparation se fasse dans la caduque. Dans les cas de placenta prævia lateralis, au contraire, le décollement peut se faire, soit dans la caduque, soit entre le chorion et l'amnios. S'il se fait dans la caduque utérine, il se continuera au niveau du délivre dans la caduque utéro-placentaire, c'est-à-dire que le segment inférieur de l'utérus se retire sur la face utérine du placenta, qui se trouve ainsi séparée de son point d'implantation. Or, il peut n'en être pas ainsi si le décollement et le glissement s'opèrent entre le chorion et l'amnios. Dans ces conditions le placenta reste fixé à la matrice et il se déplace avec le chorion sur la membrane amniotique ; mais ici le glissement est toujours très limité, parce que l'insertion du cordon oppose une barrière insurmontable à la propagation du décollement. Aussi, faut-il se mettre en présence du cas le plus fréquent, celui dans lequel la paroi utérine se sépare de l'œuf au niveau de la caduque. En pareille circonstance, tandis que la poche des eaux subsiste, le décollement se poursuit, et plus les bords de l'orifice externe se relèvent, plus la portion détachée est considérable. Si la poche des eaux vient à se rompre, les choses changent immédiatement, car dès que l'amnios est déchiré, le placenta peut suivre la paroi utérine dans son mouvement d'ascension, la cause du décollement utéro-placentaire ayant disparu.

Mais alors le mouvement d'expansion décrit par Duncan et qui exerce son action déjà avant la rupture des membranes, agit seul pour achever de décoller la partie du délivre insérée dans la zone cervicale.

C'est ainsi que page 354 (*loc. cit.*) nous lisons : «Cette expansion est le résultat des contractions utérines. Les fibres circulaires de la partie inférieure du corps de l'utérus, ou bien sont dans un état de relâchement, tandis que les fibres longitudinales sont dans un état de contraction, ou bien leur contraction est vaincue par la contraction plus puissante des fibres longitudinales. Tandis que cette expansion de la partie inférieure du corps de l'utérus a lieu dans tous les sens, perpendiculairement à son axe, il y a en même temps *un mouvement de rétraction suivant une direction parallèle à l'axe.* »

La théorie de l'expansion, telle que l'a présentée Duncan, manque peut-être d'une certaine clarté, d'autant plus qu'elle est développée dans de longs chapitres qu'il a consacrés à l'étude du placenta prævia. Dans son cours particulier, M. le Dr Budin a une façon originale de présenter cette théorie, qui mérite que nous y insistions d'une façon toute spéciale. Tout le monde connaît les sacs en caoutchouc, absolument sphériques, et présentant en un point une ouverture surmontée d'un canal cylindrique ayant quelques centimètres de longueur et deux à trois centimètres de diamètre. Ces sacs, remplis de glace, sont destinés à être appliqués sur l'abdomen des malades atteints d'affections intestinales ou péritonitiques. Quand on désire faire pénétrer dans leur intérieur les morceaux de glace, plus ou moins volumineux, on est obligé d'exercer sur les parois du cylindre, des tractions en harmonie avec leurs dimensions. Supposons, dit-il, qu'un fœtus soit contenu dans l'intérieur du sac et qu'il doive sortir par le canal cylindrique, on sera obligé de dilater considérablement ce canal. Si au lieu de dilater ce canal cylindrique par son orifice externe, nous faisions une ouverture au niveau du fond du sac, les mains étant introduites de haut en bas, l'extrémité des doigts pénétrerait, pourrait passer entre la partie fœtale et le canal cylindrique de sa partie supérieure à sa partie inférieure. En écartant alors les deux mains avec une certaine force, on pourrait arriver à constituer un canal qui permettrait le passage du fœtus. Si on examine alors ce qui se passe au niveau du segment inférieur du sac, en rapport avec le canal cylindrique, on voit que pour arriver à permettre le passage du fœtus, cette partie elle-même du sac aura été considérablement tiraillée, distendue et refoulée de dedans en dehors. En un mot, elle aura dû subir un mouvement d'expansion considérable.

Un phénomène analogue se passe dans l'utérus au moment de l'accouchement. La figure 6 représente l'aspect de la face interne de l'utérus. Le placenta est inséré sur cette paroi et son bord vient jusqu'au voisinage de l'orifice interne du col. Le col a lui-même conservé toute sa longueur.

Si on pratiquait une coupe horizontale suivant a b, à un centimètre au-dessus de l'orifice interne, cette coupe donnerait un cercle, et sur un des points de ce cercle on trouverait en p la coupe du placenta, faisant une saillie d'épaisseur notable, mais de largeur peu considérable. Sous l'influence des contractions utérines, le col s'efface,

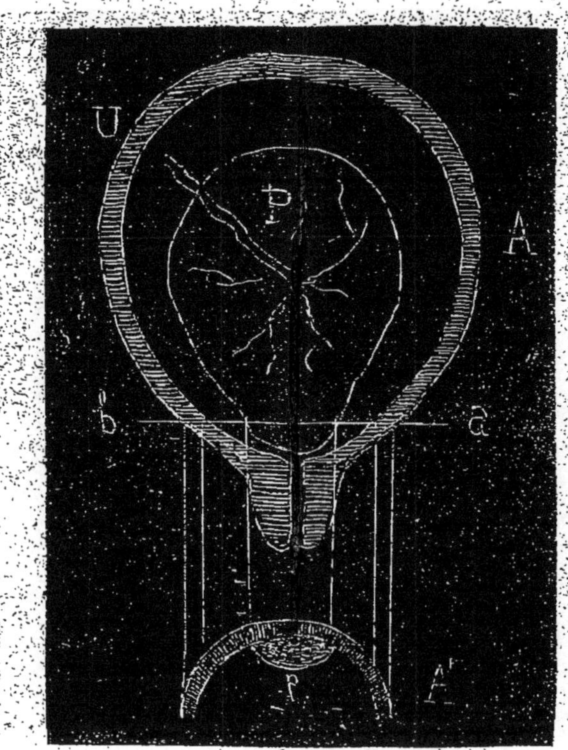

Fig. 6.

s'ouvre de la partie supérieure vers la partie inférieure, la cavité cervicale s'ajoute à la grande cavité utérine pour former une cavité unique : la calotte inférieure de cette sphère creuse se trouve formée alors par le tissu du col.

On voit sur la figure 7, représentée une coupe de l'utérus, à une période plus avancée du travail. U indique le tissu du corps, C le tissu du col. Si, à ce moment, on reproduit la coupe horizontale qui a été faite plus haut et passant en a'b' à un centimètre au-dessus de

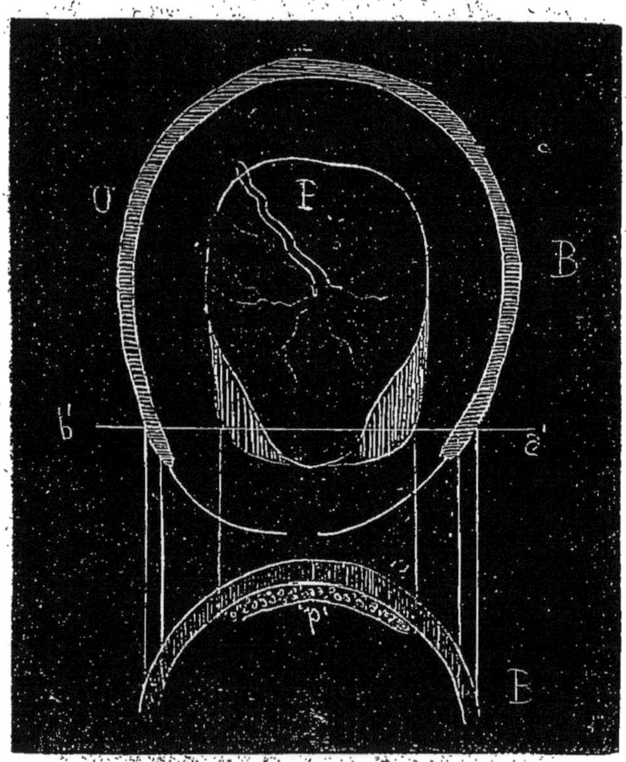

Fig. 7.

ce qui constituait autrefois l'orifice interne, on distingue nettement sur la coupe en B' que, si le placenta avait suivi le développement forcé du segment inférieur de l'utérus, il devrait représenter une surface peu épaisse, mais large, figurée en *p'*. Mais comme le placenta n'a pu suivre le mouvement d'expansion du tissu utérin, il a conservé sa forme à peu près normale, comme cela est représenté en P.

Il y a donc décollement du placenta ; nous disons dé-

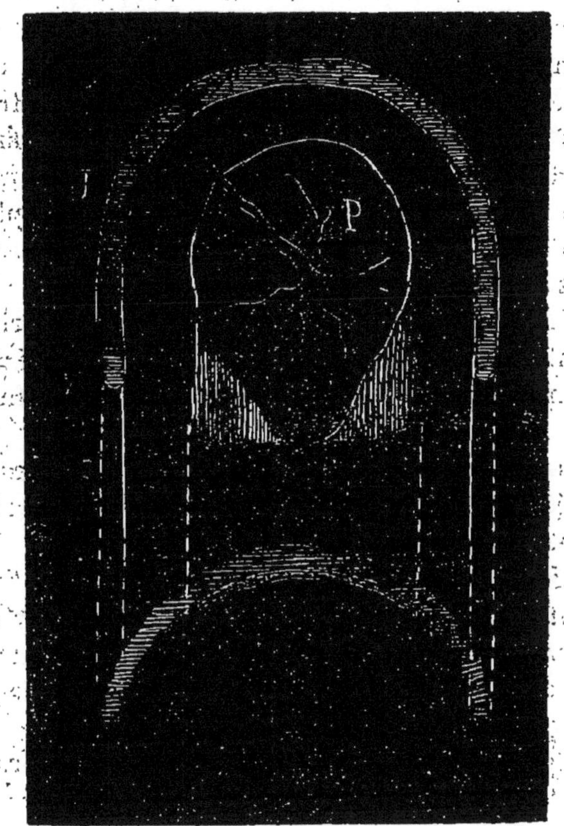

Fig. 8.

collement, et non pas hémorrhagie, car, si l'hémorrhagie est presque constamment la conséquence de ce décollement, elle n'est pas fatale. Il est facile de comprendre que, si on suppose la dilatation complète, le mouvement d'expansion du segment inférieur de l'utérus, tel qu'il est représenté en C sera plus considérable.

La théorie de Duncan, mise en lumière, comme nous venons de le faire d'après M. Budin, est bien l'expression de la vérité dans ce cas. Mais il ne faut pas perdre de vue que l'ouverture du segment inférieur de la matrice dépend en grande partie de la contraction des fibres longitudinales, et qu'il faut en tenir compte. D'un autre côté, on doit savoir qu'après la rupture des membranes, la contraction de ces mêmes fibres longitudinales, ne peut, comme le veut Barnes, décoller la partie du placenta insérée dans ce qu'il appelle la zone dangereuse : il se produit alors ce qu'a indiqué Schröder.

Il était important d'exposer ces diverses théories, car elles ont conduit leurs auteurs à des procédés opératoires en harmonie avec la cause supposée de l'hémorrhagie.

Nous verrons que les résultats fournis par ces divers procédés ramènent à leur juste valeur les théories qui leur ont donné naissance.

3° *Mécanisme de l'hémorrhagie après l'accouchement.* — Parfois l'hémorragie continue après l'accouchement et, quelque légère qu'elle soit, elle suffit alors à déterminer la mort de la femme déjà si affaiblie par les pertes de la grossesse et du travail.

Lorsque le fœtus a été expulsé, l'utérus rétracté se contracte plus ou moins énergiquement pour décoller le placenta et le chasser au dehors. A mesure que les contractions utérines détachent le délivre, la rétraction de l'organe continue; les sinus béants sont étranglés et un écoulement sanguin insignifiant accompagne le dernier stade de la parturition, la délivrance.

Les choses se passent ainsi dans les cas d'insertion normale du placenta pour la totalité de cet organe et dans les cas d'insertion vicieuse, pour la portion non décollée pendant la grossesse ou le travail.

L'étranglement des vaisseaux utérins est sous la dépendance immédiate de la tonicité, de l'activité fonctionnelle du muscle utérin et en particulier de la couche moyenne si merveilleusement disposée pour remplir le rôle auquel elle est destinée. Cette couche moyenne tend à disparaître au niveau du segment inférieur de la matrice, si bien qu'on ne la retrouve plus dans la constitution du col de l'utérus.

De ce fait anatomique bien connu, surtout depuis les belles recherches d'Hélie de Nantes, il résulterait que la rétraction des régions inférieures de l'utérus serait plus ou moins imparfaite et que, dans le cas qui nous occupe, une hémorrhagie pourrait en être la conséquence. On observe quelque chose d'analogue à ce qui existe dans les cas de grossesse extra-utérine, mais à un degré moins accusé, et personne n'ignore la gravité du décollement placentaire en pareille circonstance : les conditions seraient absolument les mêmes, si l'œuf s'était greffé dans la cavité du col.

Dans tous les accouchements, le segment inférieur est plus ou moins tiraillé et contus par la partie fœtale volumineuse qui le distend ; aussi n'est-il pas rare, après l'accouchement, de trouver cette portion de l'utérus dans un état d'atonie relative. Mais si nous sommes en présence d'une insertion vicieuse du placenta, nous ne devons pas oublier que la situation est aggravée par les pertes abondantes qui ont considérablement affaibli l'organisme maternel et qui, par suite, retentissent d'une manière fâcheuse sur la contractilité de la matrice.

Ajoutons à cela que les fibres musculaires qui existent normalement dans le segment inférieur de l'utérus, sont en grande partie remplacées par un développement exagéré de vaisseaux, développement en harmonie avec les besoins du produit de la conception.

Cependant, malgré toutes les circonstances essentiellement défavorables, en théorie, l'hémorrhagie *post partum* dans les cas d'insertion vicieuse du placenta n'est pas la règle; cela est si vrai que lorsqu'on parle de l'hémorrhagie liée à l'existence du placenta prævia, on n'a généralement en vue que les écoulements de la grossesse et du travail. Toutefois nous avons cru devoir insister sur la possibilité de l'hémorrhagie *post partum*, consécutive à l'implantation anormale du délivre, parce que dans une circonstance aussi grave, il faut prévenir le danger dans la mesure du possible ou du moins être prêt à le combattre. Nous ne devons pas oublier, en effet, que l'écoulement de quelques cuillerées de sang suffit pour entraîner la mort d'une femme que nous pouvions sauver.

Après l'étude détaillée que nous venons de faire du mécanisme par lequel se produit l'hémorrhagie de l'insertion vicieuse du placenta, pendant la grossesse, pendant le travail, et après l'accouchement, il nous sera moins difficile de montrer les avantages et les inconvénients des divers moyens préconisés contre cet accident, dans chaque cas particulier. Il serait long et fastidieux de consigner dans ce travail, toute une série de procédés qui ne serviraient qu'à révéler la bizarrerie de l'esprit qui les a conçus, mais nous voulons nous attacher à exposer d'une façon minutieuse certaines méthodes qu'on peut appeler héroïques, méthodes en dehors desquelles tout est aventure, tout est péril. Nous avons été frappé nous-même de l'obscurité de certaines descriptions et nous savons que bien des praticiens éprouvent chaque jour de cruelles déceptions en présence de l'inefficacité de tel ou tel moyen qu'ils croyaient infaillible; le moyen était bon, mais il était mal appliqué. Nous allons donc décrire les méthodes le plus généralement employées pour combattre l'hémorrhagie liée à l'insertion vicieuse du placenta, avec tous les détails qu'elles comportent, préférant pécher par excès que par défaut : il n'est pas d'ailleurs démontré qu'en pratique on donne jamais trop de détails.

DEUXIÈME PARTIE

TRAITEMENT DE L'HÉMORRHAGIE LIÉE A L'INSERTION VICIEUSE DU PLACENTA.

L'étude du traitement, dans les cas d'insertion vicieuse du placenta sur le segment inférieur de l'utérus, est sans contredit une des plus importantes questions de l'obstétrique. Nous ne nous dissimulons pas, en abordant ce chapitre, combien sont grandes les difficultés que nous rencontrerons soit dans le simple exposé des différentes méthodes, soit dans l'appréciation des résultats que chacune d'elles peut fournir. Ici plus qu'ailleurs, la rapidité d'un accident que ni malade, ni accoucheur bien souvent, n'ont pu prévoir, surprend les plus attentifs, et tandis qu'on croit le péril conjuré, il reparaît parfois avec des symptômes qui méritent une intervention essentiellement active et opportune. Les hésitations sont hors de mise et les moyens termes doivent être relégués d'une façon à peu près absolue, car l'ignorance ou l'inactivité peuvent être la cause d'un double malheur, la mort de la mère et celle plus certaine de l'enfant. Nous n'étudierons pas les signes auxquels on reconnaît une hémorrhagie due à l'insertion vicieuse du placenta. Qu'elle soit centrale ou marginale, nous considérons le diagnostic du genre d'insertion vicieuse comme secondaire. Qu'importe, en effet, un diagnostic rigoureusement vrai du mode d'implantation de l'organe, puisqu'en clinique, on constate maintes fois que telle insertion centrale a donné lieu à une hémorrhagie moins grave que telle insertion marginale, bien que le fait inverse soit le plus souvent la règle. Nous nous proposons d'étudier successivement les divers modes de traitement qu'on a opposés à l'hémorrhagie dans les cas d'insertion vicieuse. L'examen de chacun d'eux nous permettra de tirer les conclusions, qui nous semblent les plus rationnelles et les plus vraies. Mais nous ne devons pas perdre de vue que l'accoucheur se trouve toujours en face de ce grand problème, « sauver deux existences », et, quand il ne peut le résoudre au gré de ses désirs, discerner nettement la gravité de la situation et appliquer une méthode de traitement qui convienne en tous points. Certes nous n'ignorons pas combien est différente au point de vue du résultat final, la situation d'une femme qui, placée dans un service d'hôpital, est constamment sous la surveillance de personnes instruites, capables de lui porter secours, et celle d'une malheureuse qu'une hémorrhagie subite et parfois très grave surprend, seule chez elle, au milieu de son sommeil ou tandis qu'elle vaque à ses occupations. Aussi ne saurions-nous trop insister sur les précautions à prendre et les conseils à donner aux personnes chez lesquelles le diagnostic d'insertion vicieuse du placenta aura été fait. Déjà très grave par lui-même, le pronostic peut le devenir bien davantage, quand on ne porte pas un secours immédiat. Nous connaissons un fait que nous désirons signaler, car il est de ceux qui frappent vivement l'esprit.

Oservation I

Insertion vicieuse du placenta. Hémorrhagies multiples et graves pendant la grossesse. Syncope à la suite de la dernière hémorrhagie. Tamponnement. Accouchement spontané. Enfant mort. Guérison. (Observation inédite, communiquée par M. Budin, chef de clinique.)

La femme Guim..., âgé de 41 ans, était enceinte pour la

sixième fois. Ses cinq grossesses se sont terminées à terme, sans difficulté, par la naissance d'enfants vivants. Elle est grande, forte, bien portante, ne se rappelle pas avoir été malade. Les dernières règles ont apparu le 17 septembre 1878. La grossesse a été absolument normale jusqu'au commencement du mois de mai.

Dans la nuit du 4 au 5 mai, étant couchée avec son mari, elle se réveilla à 3 h. 30 du matin, baignée dans une mare de sang. Le sang avait en outre traversé complètement un premier matelas et une partie d'un second. Elle se leva, se mit sur un vase de nuit, dans lequel il tomba encore un caillot de sang très volumineux. Elle envoya chercher une sage-femme qui lui conseilla le repos au lit et des tisanes astringentes. Elle perdit encore un peu dans la journée, mais le soir, à 4 heures, l'écoulement avait complètement cessé. Très affaiblie par cette hémorrhagie, elle resta au lit pendant toute la semaine, bien qu'elle ne perdît plus de sang. Dans la nuit du 11 au 12 mai, à 3 heures du matin, une nouvelle hémorrhagie survint, mais moins abondante que la première ; dans la soirée du 12, on la transporta à l'hôpital des cliniques.

Le 13 au matin, en l'examinant, on constate que l'utérus forme une tumeur ovoïde dont le grand axe est dirigé obliquement de haut en bas et de droite à gauche : le fond de l'organe s'élève jusqu'au bord des côtes droites. A la palpation, on ne trouve aucune partie fœtale engagée au détroit supérieur. La tête est dans la fosse iliaque gauche, le siège dans l'hypochondre droit.

On entend les bruits du cœur à gauche : leur maximum est au-dessus de l'ombilic. Au toucher, le col semble avoi perdu une partie de sa longueur : l'orifice externe est perméable au doigt. Au-dessus de lui, il persiste encore une portion du canal cervical. En explorant avec attention à travers es culs-de-sac du vagin le segment inférieur de l'utérus, il est très mollasse et semble un peu épaissi. Mais, comme il n'existe derrière lui aucune partie fœtale qui constitue un plan résistant, on ne peut dire s'il y a une masse placentaire insérée sur le segment inférieur de l'utérus.

Pendant son séjour à l'hôpital, jusqu'au 28 mai, cette femme a encore perdu du sang à trois reprises différentes, mais les hémorrhagies qui étaient plus ou moins abondantes, étaient beaucoup moins considérables que la première.

On l'a maintenue au lit, au repos absolu, et il fut recommandé d'exercer sur elle une surveillance attentive.

Le 28 mai, à 6 h. 45, un peu après la visite du soir, elle a commencé à perdre de nouveau, on l'a changée, et il y avait une certaine quantité de caillots sur les linges où elle était couchée.

L'hémorrhagie persista pendant la soirée, sans que la sage-femme ni le chef de la clinique fussent prévenus. Vers 1 h. du matin, l'écoulement du sang ayant été très abondant, cette femme eut une syncope. La surveillante de nuit, passant près de son lit, la trouva dans cet état. La sage-femme en chef, appelée en toute hâte, fit le tamponnement : le col était resté, assura-t-elle, sans modifications : l'orifice externe était perméable, et il n'y avait pour ainsi dire pas de douleurs. A l'auscultation on ne put entendre les battements du cœur fœtal.

Aussitôt après l'application du tampon, les douleurs apparurent assez vives : sous leur action le tampon fut expulsé à 4 heures du matin. On constata alors par le toucher que le placenta était en partie flottant dans le col. Derrière lui on trouvait la tête, qui constituait un véritable tampon interne et oblitérait l'orifice utérin. Les douleurs s'arrêtèrent, elles reparurent vers 5 h. 30, et à 6 heures un fœtus mort du sexe masculin, pesant 3,100 grammes, était expulsé. Sa mort était évidemment récente, car à 9 heures du matin, en l'examinant, on vit qu'il était en état de rigidité cadavérique.

En faisant la délivrance le placenta ainsi que les membranes furent déchirées.

Le placenta a une forme ovale ; à l'une de ses extrémités il existe une partie plus allongée, qui forme un prolongement particulier. Sur cette partie on trouve, au niveau du bord de l'organe, une certaine quantité de tissu placentaire, qui est d'un blanc grisâtre.

Il existe également à ce niveau des caillots de formation ancienne qui ont subi des modifications. Un peu plus loin du bord, on trouve une infiltration rouge d'origine récente.

Les membranes étant en lambeaux, on ne peut apprécier le point où elles se sont déchirées pour laisser passer le fœtus.

Pendant les premiers jours qui suivirent l'accouchement, il y eut de la fièvre, des lochies fétides, sans qu'il existât cependant de douleurs abdominales vives. La femme était dans un état d'anémie profonde. Le 3 juin et le 7 id., la température s'éleva jusqu'à 40° 2 ; mais bientôt tous les symptômes s'amendèrent, seul l'utérus demeura volumineux pendant un certain temps.

Le 16 juin, cette femme allant alors aussi bien que possible, apparut une douleur au niveau du mollet droit. Au même point, existait une tumeur grosse comme le poing environ et qui occupait toute la partie inférieure du mollet. Cette tumeur semblait développée dans l'épaisseur du tissu musculaire. La pression exagérait la douleur, parfois même des élancements spontanés survenaient. Sous l'influence du repos au lit, des cataplasmes, cette tuméfaction resta stationnaire : la malade se trouvant bien, paraissant en effet dans un excellent état de santé, voulut absolument quitter l'hôpital le 21 juin.

Nous avons appris depuis, qu'au bout de quelques jours, sous l'action de la fatigue, les douleurs dans le mollet avaient augmenté : la malade fut obligée de se remettre au lit, et un abcès s'ouvrit au bout d'un certain temps : mais elle finit par guérir.

Ainsi, malgré les soins dont on l'entourait continuellement, malgré la surveillance active, je le répète, des personnes habituées à ce genre d'accident, malgré les avertissements qui avaient été donnés à la malade dans maintes et maintes circonstances, l'hémorrhagie a eu une gravité qui certainement aurait eu des conséquences bien autres, si l'accident eut eu lieu en ville ou loin de tout secours.

Donc première condition : dans les cas où le diagnostic

d'insertion vicieuse du placenta aura été fait, prévenir la malade ou son entourage qu'à l'apparition du moindre écoulement du sang, elle devra appeler à son secours.

Mais là ne doivent pas se borner les recommandations. Quand une première hémorrhagie aura paru, la malade évitera toute cause capable d'entraîner une excitation quelconque de l'organisme et en particulier, elle devra s'abstenir de tout exercice immodéré, de secousses violentes, d'efforts, de rapports sexuels, etc ; en un mot, tout faire sinon pour prévenir l'hémorrhagie, puisqu'elle est une condition pour ainsi dire nécessaire de cette anomalie, du moins pour atténuer la gravité de l'accident quand il surviendra.

Ces quelques considérations générales nous permettent d'entrer dans l'étude de chaque mode de traitement. Et puisque nous ne pouvons pas le plus souvent prévenir l'hémorrhagie, tous nos efforts doivent tendre à la combattre.

Nous diviserons le traitement de l'hémorrhagie par insertion vicieuse du placenta, en :

1° Traitement pendant la grossesse ;

2° Traitement pendant le travail ;

3° Traitement après l'accouchement.

1° Traitement pendant la grossesse.

Une hémorrhagie utérine liée à une insertion vicieuse du placenta survient chez une femme enceinte jusqu'alors bien portante.

Deux cas peuvent se présenter : elle est légère ou grave.

A. — *Hémorrhagie légère*. Les moyens généraux réussiront le plus souvent d'abord à diminuer, puis à arrêter tout écoulement. On condamnera la malade au repos le plus absolu, en lui recommandant de ne faire aucun mouvement dans son lit et en particulier de ne pas s'asseoir ; le décubitus horizontal sera rigoureusement observé ; la tête placée sur un oreiller d'un volume médiocre ; le siège au contraire situé sur un plan plus élevé que le reste du corps.

En même temps on pourra faire quelques applications d'eau froide et mieux de compresses mouillées parfaitement exprimées sur le bas-ventre et sur le haut des cuisses. Certains auteurs prescrivent la glace intus et extra, quelques boissons acidulées gazeuses, etc.

Dans certains cas, on se trouvera très bien des opiacés administrés sous forme de potions, et mieux sous forme de lavement laudanisé qu'on pourra répéter plusieurs fois dans la journée jusqu'à concurrence de 100 à 120 gouttes, ou bien encore sous forme d'injection hypodermique de chlorhydrate de morphine.

On ne devra pas non plus négliger le côté moral, car une perte, quelle qu'elle soit, au milieu d'une grossesse, constituant un phénomène anormal, peut parfaitement effrayer la malade.

Mais tous ces moyens sont pour ainsi dire palliatifs, et l'accoucheur doit se tenir dès lors en garde contre des accidents qui nécessiteront de sa part une intervention beaucoup plus active.

B. — *Hémorrhagie grave.* Les caractères de gravité d'une hémorrhagie dépendent de plusieurs données qu'il est bon de connaître. Et d'abord, l'accoucheur devra tenir un grand compte du tempérament ou état général de sa malade. Il est évident qu'une hémorrhagie très grave chez une malade offrira chez une autre un cachet de gravité bien moindre. En outre, si, dans certaines circonstances, la quantité du sang écoulé nous donne une juste idée de l'état de la malade, il ne faut pas oublier qu'une hémorrhagie légère, mais souvent répétée, n'en constitue pas moins un état auquel il faut remédier le plus tôt possible. Aussi, dans ces circonstances, faudra-t-il s'enquérir de tous les renseignements possibles soit auprès de la malade, soit auprès de l'entourage, ne pas oublier d'interroger la température et surtout le pouls : ce sera là, je ne crains pas de le dire, le véritable criterium, qui indiquera la conduite à tenir.

Nous ne nous arrêtons pas aux procédés préconisés par Hippocrate et par Velpeau : ce sont des moyens indirects qui agissent par action réflexe et par cela même peuvent être très infidèles.

Seigle ergoté. — Un moyen sur lequel M. Paul Dubois (1) insistait particulièrement, était l'administration d'une certaine dose de seigle ergoté: 2 grammes en trois prises, à dix minutes d'intervalle chacune. Pour lui le seigle ergoté agissait dans ce cas-là comme hémostatique. En supposant même qu'il provoquât des contractions et par suite l'accouchement prématuré, disait ce maître, il ne faut pas oublier qu'on est en face d'un accident très grave pour la mère et pour l'enfant.

M. le professeur Depaul n'ajoute pas une trop grande foi à l'administration de l'ergot de seigle dans le cas particulier, car « il ne croit pas que la propriété hémostati-
« que de l'ergot soit suffisante pour arrêter la perte, et
« ne pense pas non plus que les contractions qu'il peut
« provoquer, persistent assez longtemps ou soient assez
« continues pour suspendre l'écoulement sanguin. » En outre, les dangers auxquels expose l'administration intempestive de cet agent, contractions tétaniques de l'utérus, rétention du placenta après l'expulsion du fœtus par

(1) Journal de médecine et de chirurg. pratiq. 1836.

suite de la rétraction des fibres de l'orifice interne, difficultés de la délivrance dans ce dernier cas, plaident en faveur de cette dernière manière de voir.

Injections dans le vagin. — Certains auteurs ont préconisé ce mode de traitement dans les cas d'hémorrhagie par insertion vicieuse : les uns employaient, une décoction d'écorce de chêne, d'autres le vinaigre, des solutions d'alun (Stein), de teinture d'iode, 1 p. 3. (Dupierris) (1), le vin rouge (Mendel), la solution de créosote (Arendt), l'eau glacée (Saxtorph) (2), Jörg, Seyfert.) Ce dernier auteur prétend avoir arrêté par des irrigations froides répétées chaque fois les hémorrhagies au fur et à mesure que le placenta se décollait. Pour lui non seulement les hémorrhagies présentes ont été amoindries, mais encore les hémorrhagies ultérieures l'ont été. Tandis que le courant d'eau froide arrive sur le segment inférieur et les vaisseaux déchirés, il détermine une contraction de ces parties, le retrait des vaisseaux, une légère coagulation du sang et l'arrêt de l'hémorrhagie.

Loin de nous l'idée de vouloir nier les résultats obtenus par M. Seyfert, mais le procédé nous semble au moins peu pratique, quand on songe à la recommandation donnée par Seyfert : « Que la malade ait toujours à « sa disposition un clysopompe, afin quelle puisse se « donner une injection dès le début de l'hémorrhagie. »

D'un autre côté, le jet projeté nous semble peu propre à la coagulation du sang dans les orifices béants des vaisseaux déchirés. En outre, comment un liquide, quel qu'il soit, peut-il pénétrer entre la paroi utérine et la portion de placenta décollé, assez profondément pour

(1) Nort. med. and Surg. J. review., 1857.
(2) Gesamneste Schrifl., p. 228.

déterminer un arrêt certain de l'hémorrhagie ? Cela nous paraît impossible dans les conditions où l'on est placé. A peine admettrions-nous que l'hémorrhagie puisse s'arrêter un certain temps, sous l'influence de l'action réflexe produite par la douche froide sur le segment inférieur de l'utérus.

Tamponnement. — Si, malgré l'emploi des moyens que nous venons d'examiner, l'hémorrhagie continue, si les jours de la femme sont compromis, il faut en arriver d'emblée au tamponnement. Cette méthode mérite de nous arrêter longuement, car nous la considérons comme souveraine, à peu près toujours, dans le cas particulier qui nous occupe.

Mais il est intéressant, avant d'en arriver aux déductions thérapeutiques que nous voyons tirer chaque jour devant nous, d'examiner quelles sont les phases historiques par lesquelles est passée cette méthode. Il n'est pas, on peut le dire sans crainte, de moyens employés sur lesquels on ait autant varié. Les uns le considéraient comme héroïque, les autres comme infidèle, les derniers comme dangereux. Aujourd'hui encore les opinions ne sont pas très bien assises. En France par exemple, à l'hôpital des Cliniques, à la Maternité, le tampon, auquel on a donné le nom de classique, est d'un usage presque habituel dans les cas d'hémorrhagie due à une insertion vicieuse du placenta sur le segment inférieur. En Angleterre, en Allemagne, il semble qu'on ne le connaisse que très imparfaitement. Aussi les instruments en caoutchouc, de forme, de constructions diverses, sont-ils beaucoup plus en honneur. Ce qui, croyons nous, n'a pas peu contribué à faire délaisser le tampon, c'est que chaque praticien a voulu avoir sa façon de procéder, son tampon à lui. A force de modifications incessantes souvent mal comprises ou d'applications mal faites, on est arrivé à jeter sur lui un certain discrédit. Les uns se servaient de flocons de laine, d'étoupe, de ouate, de charpie, d'éponge, etc., que l'on introduisait à sec ou imbibés d'une certaine quantité de liquide, telle que l'huile, l'albumine, le cérat, etc., ou entourés d'une substance astringente, vinaigre, alun, perchlorure de fer en solution, etc.

C'est à Leroux de Dijon, 1776, que revient l'incontestable mérite d'avoir fait connaître ce mode de traitement, d'en avoir déterminé les indications formelles par l'étude de certains cas qu'il lui fut donné d'observer d'une façon très nette. Nous noterons en passant certains procédés de tamponnement tout-à-fait imparfaits, et consistant en un linge carré replié sous forme de calotte, poussé jusqu'au fond du vagin, et dont les quatre coins étaient ramenés pour constituer un véritable bouchon (Desormeaux, Galbiati, Osiander, Kalher) ; en un cylindre de ouate ou de charpie roulée de 5 à 6 pouces de long et porté sec ou enduit d'un corps gras jusqu'à l'orifice du col, (Mme Boivin, Burns, Abele). Wigand, Holst préféraient employer des compresses de vieille toile trempées dans de l'eau froide, exprimées, qu'ils pliaient en plusieurs doubles et en remplissaient exactement le vagin, commençant par les culs-de-sac, et terminant le tout par l'application d'un bandage en T de façon à maintenir l'appareil.

Scanzoni se servait d'une petite bourse de toile ayant six pouces de long, deux pouces de large, graissée à l'extérieur avec de l'huile ou un corps gras quelconque. On la mettait dans un spéculum et on la remplissait alors avec de la charpie soit sèche soit imbibée d'une solution légèrement astringente : le spéculum retiré, le tampon restait plus ou moins en place, comme on peut facilement le prévoir. Moreau désirait qu'on modifiât le tampon suivant l'état du col et cela dans le but d'exercer toujours sur lui une compression suffisante. Aussi se servait-il d'une bande roulée dont l'extrémité conique trempée dans du vinaigre devait appuyer sur l'orifice du museau de tanche. Certains auteurs, parmi lesquels Paul d'Egine, Smellie, Saxtorph, employaient une éponge qu'ils recouvraient de poudre d'alun ou de tannin.

Nous n'insisterons par sur la critique de ces différents procédés, nous les rejettons tous parce qu'ils sont tellement imparfaits, qu'on ne peut et ne doit jamais y avoir recours.

Un procédé beaucoup plus en vogue en Angleterre, en Allemagne et qui mérite de nous arrêter un moment est l'emploi d'une vessie en caoutchouc que l'on gonfle d'air, comme dans le ballon de Gariel, ou d'eau glacée comme dans le colpeurynter de Braun, que les Allemands emploient dans toutes les circonstances où une hémorrhagie grave vient compliquer une grossesse. Déjà Wellenberg, Stein et Ch. Hueter avaient préconisé l'emploi des vessies tampons, constituées par une vessie animale adaptée sur un tuyau ayant une courbure semblable à la courbure pelvienne et une longueur de 16 pouces; à l'une des extrémités de cette vessie, communiquant avec l'extérieur, se trouvait un tube plus ou moins long et que l'on pouvait ouvrir ou fermer à volonté au moyen d'un robinet. La vessie introduite vide, pleine ou à plat le plus loin possible dans le vagin, était ensuite gonflée jusqu'à distension suffisante. Gariel en France, Braun et Grœnser en Allemagne, ont remplacé la vessie animale par un sac en caoutchouc vulcanisé, beaucoup plus résistant et surtout à parois plus extensibles, en même temps que rétractiles. Greenhalgh a fait subir au colpeurynter de Braun une légère modification, il l'entoure d'une bande de flanelle qu'il imbibe au préalable dans une solution de muriate de fer. C'est là comme le fait remarquer Fritsch un très mauvais procédé, et il cite à l'appui de son dire une observation personnelle dans laquelle un tampon semblable, imbibé de perchlorure de fer, amena une rétraction telle des parois du vagin : « qu'on fut obligé « de faire l'accouchement forcé et que l'on eut toutes les « peines pour terminer l'opération, les parois du vagin « étant étroites et dures comme du cuir. »

Un des avantages principaux, qui a fait adopter le colpeurynter, c'est la possibilité qu'aurait l'opérateur, de pouvoir suivre, pour ainsi dire pas à pas, les modifications du col, par conséquent de changer, de retirer et d'appliquer de nouveau, à sa guise, le tampon plus ou moins rempli de liquide.

Le colpeurynter, d'après ses partisans, serait facilement et rapidement appliqué. La fraîcheur de l'eau glacée qu'il contient, aurait un effet hémostatique d'autant plus durable qu'elle peut être très facilement renouvelée, sans qu'on soit obligé de retirer l'instrument : en outre, suivant l'irritabilité des parois du vagin, on peut le remplir plus ou moins.

Ce sont là, nous croyons, des avantages beaucoup plus théoriques et plus présumés, que pratiques et certains. En effet, pour qu'un tampon remplisse tout ce qu'on est en droit d'exiger, il faut qu'il soit large, épais, s'étende sur toute la surface du segment inférieur de l'utérus, comprime non seulement l'orifice du col, mais encore toute la zone cervicale. En un mot, il faut qu'il dilate également les culs-de-sac et les parois du vagin, en même temps qu'il fait sur les mêmes parties une pression égale et continue. C'est là le véritable rôle du tampon : or le colpeurynter de Braun remplit-il ce but? Sa forme ne nous permet guère de le supposer, puisqu'elle est absolument le contraire de l'organe dans lequel cet instrument doit être introduit. Sa disposition lui permettra d'obturer complètement le vagin en bas, mais laissera en haut un espace plus ou moins considérable dans lequel s'accumulera le sang. Le côté dangereux de cette méthode est que le sang ne s'écoulant pas à l'extérieur quand le colpeurynter est très distendu, ni la malade, ni le médecin le plus souvent ne s'en inquièteront, à moins que des symptômes généraux graves n'apparaissent. D'un autre côté, si le tampon n'est pas très gonflé, il ne comprime ni les points du segment inférieur qui fournissent l'hémorrhagie, ni ne ferme complètement le vagin, si bien que le sang coule à l'extérieur comme s'il n'existait pas. En supposant même que son action circulaire sur le vagin empéchât l'hémorrhagie de se faire au dehors, les culs-de-sac n'en resteront par moins libres de toute compression. D'après Braun (1), Siebold (2), Grenser (3), jamais il n'y aurait d'hémorrhagie, quand le colpeurynter est assez distendu et bien appliqué. Weber (4), Spiegelberg et Muller, au contraire, citent des cas que l'on ne peut se refuser à admettre, où l'hémorrhagie a persisté quand même. Comme nous le disions plus haut, la forme du colpeurynter nous semble telle que certains vides doivent exister toujours.

Pour qu'un colpeurynter fût parfait et pût remplacer le tampon classique (ce que nous ne pensons pas, quel que soit le perfectionnement apporté), il faudrait qu'il eût la forme anatomique de la région. Or cela serait possible dans le cas, où l'utérus vide ne subirait pas les modifications de la grossesse et de l'accouchement. Mais ici la disparition des culs-de-sac vaginaux et le plus ou moins

(1) Braun. (Klinik., f. geb., med , J. p. 127.)
(2) Siebold. (Lehrb. der geb., p. 323.
(3) Grenser. (Nægelé s Lehrb.)
(4) Weber. Wiener medic., Wochens, 1857.

de dilatation des parties molles ambiantes, nous paraissent constituer des difficultés qui obligeraient l'accoucheur à posséder un arsenal de colpeurynters dont il modifierait la forme suivant les circonstances.

Enfin, certains auteurs le considèrent à juste titre comme un moyen peu pratique, car il se déchire facilement (1), est d'un prix coûteux, et peut servir d'agent vecteur de contagion dans le cas d'infection générale.

A côté des nombreux procédés de tamponnement que nous venons de passer en revue, nous placerons celui que nous considérons comme de beaucoup le meilleur, le plus pratique, en ce sens qu'il est à la portée de tout le monde et qu'il est le plus fidèle.

Je veux parler du tampon classique français, tel que nous l'avons vu employer à la Clinique d'accouchements. Si nous insistons d'une façon toute spéciale, sur les moindres détails de son application, on nous le pardonnera facilement, en songeant à ce que nous avons entendu dire par nos maîtres : « Il est peu de praticiens qui sachent appliquer un tampon bien fait. »

Les pièces de pansement consistent :

1° En charpie en assez grande quantité, qui peut être évaluée à un poids moyen de 500 grammes. Ce n'est pas que l'on doive quand même introduire cette quantité, mais si nous fixons cette moyenne, c'est uniquement pour nous insurger contre la façon de procéder de certains accoucheurs des plus distingués, Barnes, entre autres, qui croient avoir pratiqué un tamponnement sérieux, quand ils ont placé dans le vagin quelques boulettes de charpie, et qu'ils les ont laissées seulement pendant une ou deux heures.

2° Cérat, cold-cream ou un corps gras quelconque et

(1) Schmit. (Scarnzoni's, Beir. Zur. g u. g 1853.)
Crede, (Monat. f. geb., Bd II.)
Bitot.

mieux encore, la vaseline, dont on apprécie, chaque jour de plus en plus les avantages en gynécologie (de Sinety). Nous trouvons, en effet, dans ce dernier produit, l'avantage de ne point s'altérer sous l'influence diverse des liquides vaginaux, des écoulements sanguins, ou de l'air atmosphérique. Il sera nécessaire d'en avoir une quantité égale à celle de charpie.

3° Deux à trois compresses carrées, plissées, et destinées à être placées en avant de la charpie au niveau de la vulve, pour comprimer le tampon.

4° Un bandage en T dont une des bandes, la transversale passera au niveau de la taille et sera fixée en avant sur l'abdomen, tandis que l'autre, ramenée d'arrière en avant entre les cuisses et fixée solidement par des épingles à la bande déjà placée sur l'abdomen, maintiendra solidement tout l'appareil.

Il existe quelques précautions à prendre avant l'application du tampon, du moins quand l'hémorrhagie n'est pas trop considérable. Dans le cas contraire, on devra l'appliquer immédiatement.

Mais si l'hémorrhagie est moyenne, ou si, grave, elle est terminée, on devra : (a) vider la vessie par le cathétérisme; (b) purger le rectum des matières qu'il contient : l'application du tampon étant déjà pas mal douloureuse par elle-même, devient, dans ces cas-là, insupportable, au point que, dans certaines circonstances, rares il est vrai, la douleur est telle que les femmes arrachent elles-mêmes leur tampon.

Les pièces de pansement étant à la disposition de l'opérateur, il sera bon de préparer le tampon en entier avant de commencer à l'appliquer, de façon à n'être pas obligé de remuer plusieurs fois la malade. Aussi devra-t-on faire une série de boulettes de charpie, d'une grosseur variant entre le volume d'une noix et celui d'une noisette; on en préparera une cinquantaine environ, on les divisera alors en deux catégories : les unes auxquelles on attachera un fil destiné à être fixé à l'extérieur, et qui seront appliquées dans les culs-de-sac et au niveau du col ; les autres, pour lesquelles on n'aura pas besoin de prendre cette précaution, vu qu'elles sont destinées à combler la partie moyenne et antérieure du vagin.

Chacun de ces bourdonnets, avant d'être introduit, devra être malaxé, pétri dans le corps gras que l'on aura à sa disposition. Indépendamment de la facilité plus grande pour leur introduction, les bourdonnets ainsi enduits constitueront, par leur application intime les uns sur les autres, une barrière presque infranchissable à l'écoulement du sang. Certains auteurs ont préconisé une méthode qui consiste à fixer à un fil unique, la série des bourdonnets (tampon en queue de cerf volant), destinés au fond du vagin, et cela pour rendre plus rapide l'enlèvement du tampon. Nous croyons l'avantage de trop minime importance, pour ne pas préférer l'autre façon d'agir. Quand on a jugé la quantité de bourdonnets ainsi pétris assez considérable pour obturer complétement le vagin de la malade, on peut alors seulement procéder à l'application du tampon.

Dans les cas d'hémorrhagies très abondantes, ou bien ayant déterminé une anémie considérable, on devra procéder immédiatement à l'application du pansement. Mais il sera utile de débarrasser le vagin des caillots qui s'y sont accumulés, et de faire la toilette des organes génitaux externes. Pour cela, nous ne saurions mieux faire que de donner à la malade une injection d'eau froide, en ayant soin de ne pas envoyer sur le segment inférieur de la matrice un jet trop fort de crainte que cela ne déterminât des contractions capables de réveiller l'hémorrhagie. La malade étant placée sur le bord d'un lit, dans a position obstétricale, l'accoucheur pourra procéder de deux façons : ou il appliquera un spéculun plein de façon à parfaitement remplir les culs-de-sac en même temps qu'il pourra surveiller le col de la matrice, et dans ce cas, les jambes de la malade étant doucement écartées, il se placera en face d'elle pour pouvoir mieux manœuvrer ; ou bien, sans déranger la femme, il se placera à sa droite, et écartant les lèvres de la vulve avec le pouce et l'index de la main gauche, il saisira de la main droite les premiers bourdonnets munis d'un fil qu'il poussera de l'index ou du médius, un par un, dans le vagin jusqu'au niveau du segment inférieur. Quelques-uns veulent qu'on commence par appliquer un bourdonnet au niveau de l'ouverture du col; d'autres, au contraire, et nous nous rangeons à leur avis, préfèrent commencer par les culs-de-sac du vagin, et procéder de la périphérie au centre. Lorsque tous les culs-de-sac sont remplis, que, pour ainsi dire, le col est matelassé, entouré d'une couronne très ferme de bourdonnets, alors seulement on applique directement sur l'ouverture du museau de tanche un bourdonnet destiné à obstruer l'orifice. On a beaucoup vanté, et cela depuis les temps les plus reculés, l'imbibition des bourdonnets dans un liquide plus ou moins astringent, plus ou moins styptique. Nous croyons cette méthode sinon dangereuse, du moins inutile, et toujours douloureuse. Cependant, dans certaines circonstances spéciales, dans le cas de très grande fluidité du sang, nous agirions comme M. le professeur Depaul et nous tremperions dans une solution au tiers de perchlorure de fer le bourdonnet destiné à obstruer l'orifice du col.

Pour la facilité de l'exposition, nous divisons en trois segments ou zones la cavité vaginale pour l'application du tampon :

1° Une zone supérieure, la plus interne, correspondant

au col, culs-de-sac, segment inférieur, dans laquelle seront placés les bourdonnets munis d'un fil, et comprenant le tiers supérieur environ du vagin (Fig. 9. A.).

2° Une zone intermédiaire, moyenne, dans laquelle il ne sera plus utile que de mettre de simples bourdonnets, mais toujours pétris dans un corps gras et très rapprochés les uns des autres.

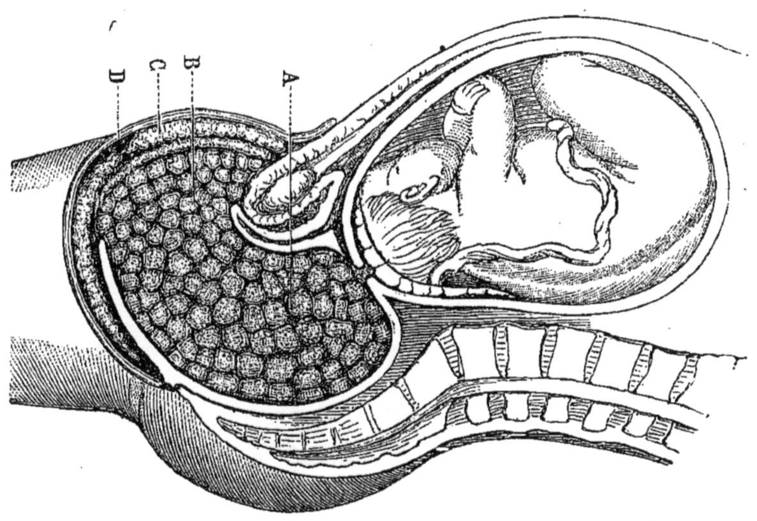

Fig. 9.

3° Une zone externe ou vulvo-vaginale que l'on pourra combler de bourdonnets plus volumineux : bourdonnets de soutien. (Fig. 9. B.) Car cela offre moins d'importance que pour les deux autres.

Au niveau de la vulve, on mettra un gros gâteau de charpie. (Fig. 9. C.): sur lui, seront appliquées des compresses carrées simples ou plissées (Fig. 9, D). Enfin un bandage en T, et à défaut de bandage, une serviette quelconque pliée en quatre, mais résistante et fixée en avant par quelques points de suture ou des épingles (Fig. 10, aa', bb'), empêchera d'une part le bandage de se défaire, de l'autre préviendra, autant que possible, la descente de l'appareil. Enfin les deux extrémités supérieures du bandage en avant sont rejetées en dehors (cc) pour permettre de suivre les modifications de l'abdomen.

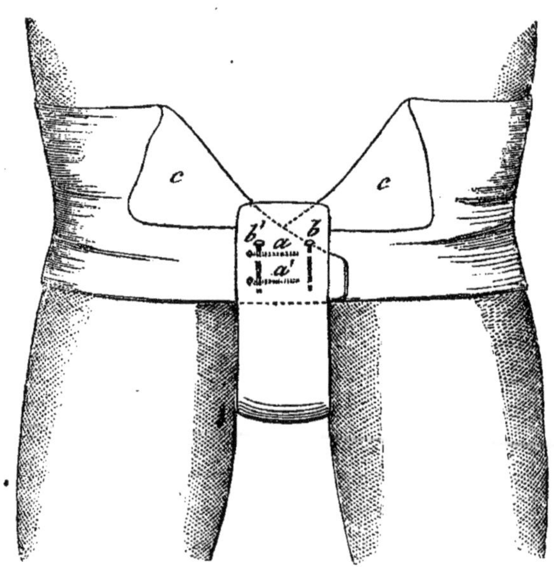

Fig. 10.

Parmi les reproches que l'on a adressés au tampon, se trouve celui qu'il se relâche toujours plus ou moins, parfois assez pour laisser entre la partie fœtale qui se présente ou le segment inférieur et son extrémité supérieure un espace dans lequel s'accumule une quantité de sang plus ou moins considérable. Cela arrive principalement quand il y a des efforts violents d'expulsion sans dilatation du col et que, la contraction passée, l'utérus revient à sa position primitive. Aussi verrions-nous ici l'utilité, si nous le pouvions, de nous servir d'une bande en caoutchouc de quelques centimètres de largeur, qui par sa rétractilité suivrait tous les mouvements imprimés au tampon ou au périnée, sans toutefois permettre le déplacement qui nous semble ne pouvoir pas être évité dans la façon dont on applique le bandage ordinaire du tampon, à moins qu'on ne le serre outre mesure, ce qui pourrait avoir des inconvénients assez sérieux.

Le tampon ainsi placé, nous croyons avoir satisfait au principe dont l'accoucheur ne doit pas se départir : « Il faut, quand on pratique le tamponnement, que l'occlusion de la matrice et du vagin soit hermétique. »

A propos de l'application de ce tampon, quelques questions surgissent : nous allons tâcher de les résoudre.

Comment agit le tampon? Certains auteurs, Leroux en particulier attribuait au vinaigre, dont il humectait son tampon, la faculté d'entraîner une rétraction des vaisseaux et par suite d'arrêter tout écoulement de sang. Paul Dubois, n'était pas éloigné de croire que la vraie cause de l'arrêt de l'hémorrhagie ne fût dans l'action directe du tampon. Desormeaux et, avec lui, MM. les

N. B.—Les figures 9 et 10 sont tirées d'un mémoire de le M. Dr Bailly sur le traitement de l'hémorrhagie utérine due à l'insertion vicieuse du placenta (Bull. de Thérap. méd. et chir. 1876.) Elles ont été mises gracieusement à notre disposition par M. O. Doin, éditeur, que nous sommes heureux de remercier ici.

professeurs Depaul et Pajot acceptent avec raison que le tampon agit surtout, comme corps obturant, et empêche l'hémorrhagie en opposant une barrière le plus souvent infranchissable. Mais est-ce là la seule action produite par un tamponnement amenant une certaine distension des organes sur lesquels il est appliqué ? Il en est une autre que nous ne saurions passer sous silence : c'est son action comme excitant direct de la contraction utérine, au point que Schœller de Berlin (1), pendant un de ses voyages à Paris, ayant remarqué à la Maternité cette action physiologique du tampon français, voulut l'ériger en méthode pour la provocation de l'accouchement, dans certains cas de rétrécissements du bassin. Nous ne nions pas que, chez certaines femmes plus ou moins irritables, le tampon n'ait pas l'action qu'on lui attribue. L'observation suivante en est un exemple frappant.

OBSERVATION II (Personnelle)

Insertion vicieuse du placenta. Hémorrhagies pendant la grossesse. Tamponnement. Expulsion du tampon et d'un enfant vivant. Guérison de la mère.

La nommée Marie Ch..., âgée de 33 ans, entre à l'hôpital des cliniques le 25 avril 1880 : elle est enceinte pour la seconde fois. Son premier accouchement a eu lieu à terme sans difficulté. Elle a nourri son enfant.

Le 28 août 1879, ses règles ont apparu pour la dernière fois : elle a eu quelques nausées, quelques troubles de la digestion. Au milieu de la nuit du 24 au 25 avril, sans cause appréciable, une hémorrhagie abondante est survenue : le sang aurait même

(1) Gazette des Hôpit. 1854.

traversé le matelas. Croyant qu'elle allait accoucher, cette femme se fit transporter à l'hôpital des cliniques. Sous l'influence du repos au lit, l'écoulement du sang diminua, mais persista, en petite quantité, pendant une huitaine de jours.

A la palpation, le fœtus ne semble pas très volumineux, la tête est en bas, au niveau du détroit supérieur. Au toucher, le col a conservé sa longueur : il présente les caractères de la multiparité. En explorant les culs-de-sac, on trouve qu'à gauche le segment inférieur de l'utérus est peu épais et plus mollasse.

L'hémorrhagie ne se renouvelant pas, on permit à la femme de se lever. Dans la journée du 13 mai, après être restée debout depuis le matin jusqu'au soir, elle éprouva une sensation de pesanteur dans le bas-ventre. A 10 h. 30, étant couchée, elle se sentit mouillée : elle appela afin d'avoir du linge pour se garnir. Comme l'écoulement était très abondant, la sage-femme en chef après avoir pratiqué le toucher, la fit transporter à la salle d'accouchements. Le tamponnement fut fait, l'hémorrhagie s'arrêta. Les douleurs apparurent ; elles étaient assez fortes et se renouvelaient toutes les deux minutes. A 3 h. 20, sous l'influence des contractions, le tampon fut projeté hors de la cavité vaginale, puis les membranes se rompirent et après l'expulsion du tampon deux douleurs suffirent pour déterminer l'accouchement, qui eut lieu à 3 h. 30, matin.

La délivrance fut naturelle. Il n'y eut aucune hémorrhagie après l'accouchement. L'enfant était du sexe féminin, parfaitement vivant, pesait 2,520 grammes et avait une longueur totale de 45 centimètres. La longueur du cordon était de 42 centimètres. Il y avait un circulaire autour du cou de l'enfant.

Le placenta présentait les caractères que l'on rencontre ordinairement dans l'insertion vicieuse : forme ovale, épaisseur moindre près du bord sur lequel s'est faite la rupture des membranes.

Il y eut quelques tranchées le lendemain et le surlendemain de l'accouchement. Les suites de couches furent absolument normales.

Mais on nous permettra de faire remarquer que le plus souvent il n'en est pas ainsi. Des observations nombreuses de Smellie, Leroux, Gardien, de Mme Lachapelle, de Koch de Bruxelles, de Villeneuve de Marseille, de Gollandat, de Dubois, de Velpeau, de Stoltz, de Depaul en France, de Martin, de Grenser (Monat. F. Geburts XXVI.) de Hall-Davis, de Merriman, le prouvent amplement. Déjà, en 1852, M. le professeur Depaul (1) insistait sur ce point particulier : « L'apparition du « travail n'est pas toujours à désirer et n'est pas d'ail- « leurs toujours obtenue. J'ai vu des femmes chez les- « quelles le tampon appliqué pendant vingt-quatre et « trente-six heures, avait parfaitement réussi à arrêter « l'hémorrhagie, mais n'avait provoqué aucune contrac- « tion, et par conséquent aucune modification du col : « chez l'une d'elles, la grossesse put continuer sa mar- « che jusqu'au terme ordinaire qui était assez éloigné, « sans nouvelle complication. »

De son côté, sur 128 cas où le tamponnement fut pratiqué, Muller (2) a noté 16 cas dans lesquels l'action provocatrice des douleurs fut nulle. Mais même en acceptant comme vraie l'hypothèse que l'application du tampon provoquera, soit l'avortement, soit l'accouchement prématuré, nous ne croyons pas qu'on doive balancer un instant. Car devant un accident aussi terrible que l'hémorrhagie, on ne saurait rester les bras croisés. Or, quelle est la méthode de traitement qui donnerait de meilleurs résultats dans les cas où le col n'est pas dilaté ? L'étude de chacune d'elles nous confirmera de plus en plus dans cette façon de procéder : on sent tellement la nécessité d'obvier aux conséquences fâcheuses des hé-

(1) Depaul. Bull., de l'Acad. de méd., 1852.
(2) Muller, loc. cit.

morrhagies que, dans certains cas, très graves il est vrai, des accoucheurs de grand mérite ont été jusqu'à préconniser l'accouchement prématuré artificiel, tant ils redoutent la mort de la femme et du produit de conception.

Un second reproche que l'on adresse au tampon, est d'empêcher le cours des urines et des matières fécales, ce qui, indépendamment de la douleur occasionnée par la présence du tampon sur la muqueuse vaginale elle-même, détermine, chez certaines femmes, un ténesme tel que les souffrances les plus intolérables obligent l'accoucheur d'obvier à cette complication. Quelquefois, mais seulement quand on sera à peu près certain que l'hémorrhagie sera arrêtée, on se trouvera bien de défaire les premières pièces du pansement. L'enlèvement des parties les plus superficielles permettra le cathétérisme et calmera, par cela même, les envies incessantes et cruelles, occasionnées par les effets mécaniques du tampon. Wigand et Holst, partisans déclarés du tampon, affirment qu'il n'est mal supporté qu'au début, qu'après une demi-heure, la douleur a presque cessé. Nous ne saurions, tout partisan que nous sommes du tamponnement, accepter cette affirmation trop absolue. Un tampon bien appliqué, obturant bien le vagin, le dilatant dans toutes ses parties, déterminant, par conséquent, une pression continue et active sur la vessie et le rectum, occasionne une irritation extrêmement pénible, qui dépend beaucoup, il est vrai, de la susceptibilité de la femme.

Nous trouvons consignée dans les registres de M. Depaul une observation qui démontre, de la façon la plus nette, que, malgré toute la bonne volonté de la malade, malgré le danger auquel elle savait être exposée, il arriva un moment où le tampon ne fut plus supportable et où elle réclama à grands cris qu'on le lui enlevât. Nous la résumons :

Observation III.

Elisabeth Fr..., 34 ans, lingère, d'une bonne constitution, a déjà eu deux filles à terme : les accouchements ont été normaux. Elle devient enceinte une troisième fois. Cette malade raconte que depuis le mois de juin dernier elle a eu une série d'hémorrhagies plus ou moins considérables survenant de temps à autre, mais augmentant de plus en plus en fréquence et en quantité. Le 16 janvier 1877, elle a été prise d'une hémorrhagie si considérable, que le tampon classique fut immédiatement appliqué comme on le fait toujours à la clinique. Le tampon resta en place 18 heures, arrêta tout écoulement de sang, mais détermina des douleurs tellement atroces que la malade ne put se résigner à s'en laisser appliquer un autre. Aussi les premières douleurs de l'accouchement s'étant déclarées le 17 janvier, à 10 heures matin, une hémorrhagie nouvelle étant survenue, on dut pratiquer la rupture artificielle des membranes pour obvier à l'écoulement du sang. Le même jour, à 2 h. 20, soir, on terminait l'accouchement par la version ; l'enfant était mort. La mère guérit.

Nous pourrions placer à côté de celle-ci, l'observation portant le n° 66 (Clinique de M. Depaul, p. 662), et ayant trait à une femme, chez laquelle on pratiqua le tamponnement pour une hémorrhagie due à une insertion vicieuse centrale. Le tampon placé à une heure du matin, fut expulsé et arraché par la malade quatre heures plus tard seulement.

Il est incontestable que, dans certains cas, le vagin devient sensible, douloureux; à une excitation simple, succède une véritable inflammation qui peut avoir une terminaison des plus graves. C'est ainsi que dans un fait cité par Martin (1), dans un autre rapporté par Breit (2), observés à la Maternité de Vienne, il y eut, dans le premier cas, une métrite consécutive et mort, dans le second une endométrite. Mais à côté de ces cas tout-à-fait exceptionnels, que de fois le tamponnement a-t-il été pratiqué sans déterminer d'accidents semblables ?

Enfin, on l'accuse de transformer une hémorrhagie externe en hémorrhagie interne, et par conséquent, de changer le caractère de l'écoulement sans améliorer en quoi que ce soit le pronostic pour la mère et pour l'enfant.

Cela n'arrive pas ordinairement dans les cas d'hémorrhagie pendant la grossesse où le placenta est encore plus ou moins adhérent, où les membranes intactes empêchent le sang de s'infiltrer entre elles et la paroi de l'utérus.

D'un autre côté, si l'on a la précaution de maintenir la partie fœtale qui se présente, en particulier dans les présentations du sommet, contre le segment inférieur, à l'aide de tampons de ouate placés sur les parties latérales de l'abdomen et d'un bandage de corps assez serré, (question que nous étudierons dans un autre chapitre du traitement), nous ne craignons pas de dire que l'hémorrhagie, si elle se fait entre le tampon et les membranes ou le placenta, ne sera que de minime importance. En supposant même qu'il y ait hémorrhagie interne avec rupture spontanée et prématurée des membranes, avant tout début de travail, que par conséquent l'hémorrhagie puisse se produire dans l'intérieur de l'œuf ou entre les parois de l'utérus et des membranes, nous en serions immédiatement avertis, d'un côté par les phénomènes géné-

(1) Hirschberg, dissert.

(2) Schmidt's, Jahr. Bd. 80.

raux, de l'autre par le développement progressif ou subit de l'utérus.

On a dit encore que l'écoulement de sang pourra continuer à l'extérieur, après avoir traversé toute l'épaisseur du tampon. Dans ces différentes alternatives, la temporisation doit être rejetée, il faut retirer immédiatement le tampon et purger le vagin des caillots qu'il peut contenir. Mais auparavant il sera utile et même nécessaire d'avoir à sa disposition un autre tampon, de façon à pouvoir l'appliquer immédiatement, si l'hémorrhagie reparaît, et si la dilatation du col, nulle ou incomplète, ne permet pas d'avoir recours à l'un des procédés mis en pratique, quand on peut agir directement sur le fœtus.

Une dernière question reste à résoudre : combien de temps faut-il laisser le tampon en place ? Ici les avis sont partagés en France, et cela parce que les auteurs se placent à un point de vue différent.

M. le professeur Depaul faisant du tamponnement pendant la grossesse, un mode de traitement destiné à combattre simplement le symptôme hémorrhagie, partisan, par conséquent, de la méthode expectante, désire que le tampon reste en place 12 à 15 heures au moins, 24 à 30 au plus. Ce maître croit devoir agir ainsi, parce qu'il se produit du côté du tampon des phénomènes de nature putride qui pourraient avoir des conséquences fâcheuses pour la mère. A ce moment, de deux choses l'une, ou un commencement de travail a lieu, le col plus ou moins dilaté permet d'agir et il faut intervenir ; ou bien, il n'y a pas de commencement de travail, le col offre une certaine longueur, la dilatation est nulle, mais l'hémorrhagie est arrêtée. Il faut alors se contenter de contraindre la malade au décubitus horizontal, au repos absolu, sauf à réappliquer un tampon nouveau, si une hémorrhagie tant soit peu grave apparaissait. M. le professeur Pajot et avec lui MM. Bailly et

Weil désirent que le tampon ne reste pas en place plus longtemps sans être renouvelé ; mais si, à ce moment, un commencement de travail existe, au lieu de l'enlever d'une façon définitive, et pour se mettre en garde contre toute éventualité, ils considèrent le rôle du tampon comme inachevé.

Nous étudierons en détail leur méthode dans le cas d'hémorrhagie pendant le travail ; aussi la renvoyons nous à cette partie du traitement.

De l'accouchement prématuré artificiel dans les cas d'insertion vicieuse. — Certains cliniciens affirment que, malgré les nombreux moyens qu'on peut opposer à l'hémorrhagie dans les cas d'insertion vicieuse du placenta, on est souvent impuissant. En effet, disent-ils, les causes de la mortalité énorme des mères et surtout des enfants sont dues :

1° A la dilatation du col par le passage de l'enfant, laquelle place mère et enfant dans le plus grand danger à cause d'une hémorrhagie violente due au décollement placentaire ;

2° Aux hémorrhagies répétées pendant les trois derniers mois de la grossesse, qui rendent la femme à terme, exsangue et déprimée au physique comme au moral ;

3° Aux hémorrhagies profuses, qui surviennent d'ordinaire au début du travail, souvent à un moment où le médecin est absent, et où, avant son arrivée, la perte a pu être considérable et même mortelle.

Aussi se croient-ils autorisés à prévenir ces dangers, et préconisent-ils l'accouchement prématuré artificiel. De son côté, Braun a fait un relevé de trente observations, dans lesquelles l'hémorrhagie s'est toujours produite dans le courant du 7me, du 8me et 9me, mois ; jamais un enfant à terme n'a été mis au monde. Il y aurait peut-être là une indication particulière pour cette méthode.

Parmi les promoteurs de ce procédé d'intervention, nous devons tout d'abord citer Greenhalgh à Londres, qui l'indiqua le premier en 1864, et publia quatre ans après le résultat de ses observations.

Depuis, quelques accoucheurs, Barnes et Hicks à Londres, Oldham, Beatt, Kidd, (1) à Dublin, Macdonald à Edimbourg, Gaillard Thomas (2) en Amérique, se sont déclarés partisans de cette méthode, dans les cas très déterminés où par leur violence, leurs répétitions, les hémorrhagies menaçaient mère et enfant d'une terminaison fatale.

Ce dernier a fait connaître, en 1877, les résultats de ses observations personnelles. Dans 11 cas, où l'insertion vicieuse du placenta avait donné lieu à des hémorrhagies considérables, il a provoqué l'accouchement prématuré artificiel soit à l'aide de l'éponge préparée, soit avec le dilatateur de Barnes, entre la trentième et la trente-huitième semaine de la grossesse. Sur ces 11 faits, une seule mère mourut et encore, dit l'auteur, de fièvre puerpérale qui ne semblait avoir aucune relation directe avec le placenta prævia. Cinq enfants étaient morts-nés. La plupart des placentas étaient centraux.

Bien que cette méthode ait donné, au point de vue de la mère surtout, des résultats très beaux entre les mains de Gaillard Thomas, il nous semble difficile, sinon impossible de pouvoir discerner au juste, quand elle devra être employée, quand, au contraire, il est indiqué de lui préférer telle ou telle autre. En outre, combien de fois n'arrive-t-il pas que des grossesses, pendant lesquelles il y a eu une série d'hémorrhagies parfois très graves, se terminent par la guérison de la mère et l'expulsion d'un

(1) Congrès de l'Association britannique médical à Cork.
(2) American Practition. New-York, mai, 1877.

enfant vivant? En supposant même que l'accouchement artificiel réussisse au point de vue maternel, les résultats pour l'enfant ne doivent et ne peuvent être comparés aux résultats obtenus, quand on attend que la grossesse soit arrivée à terme. Comment, en effet, admettre, d'une façon générale, qu'un enfant à peine viable ait des chances sérieuses de vie? Nous avons eu trop souvent l'occasion de constater les résultats de l'accouchement prématuré artificiel, dans les cas où il était de toute nécessité, pour nous résoudre à agir ainsi dans la majorité des cas.

2° Traitement pendant le travail.

Une hémorrhagie a eu lieu pendant la grossesse : sous l'influence du tamponnement, il s'est produit une certaine dilatation du col. Nous nous trouvons, lorsque nous retirons le tampon, en présence d'un cas semblable à celui où, sans écoulement sanguin antérieur, une hémorrhagie a lieu pendant le travail. Plusieurs termes du problème doivent être posés, car suivant tel ou tel symptôme particulier, on devra agir d'une façon différente.

Aussi sera-t-il nécessaire de tenir grand compte de plusieurs ordres de faits : la dilatation du col complète ou incomplète, l'insertion du placenta centrale ou marginale, et mieux l'hémorrhagie légère ou grave.

A). *Hémorrhagie légère.* Dans ce cas spécial, où aucun danger ne presse d'intervenir, on pourra se contenter des moyens généraux déjà indiqués, ou surveiller simplement la malade, comme dans l'observation IV.

OBSERVATION IV (Personnelle)

nsertion vicieuse du placenta. Hémorrhagies répétées pendant la grossesse. Difficultés pour le diagnostic. Accouchement spontané à terme d'un enfant vivant. Guérison de la mère.

Le 1er juin 1880, est admise à l'hôpital des Cliniques la femme Schre... Henriette, âgée de 41 ans, domestique. Cette femme est enceinte pour la cinquième fois. La dernière apparition de ses règles remonte au 15 septembre 1879. Vers les 4 mois 1/2 de sa grossesse actuelle, des varices ont apparu pour la première fois aux jambes. Elles sont surtout très volumineuses du côté gauche où la jambe est très grosse. Comme elle souffre énormément sous l'influence de la marche, elle se présente à l'hôpital Saint-Antoine où elle est reçue dans le service de M. le Dr Périer. Après lui avoir fait garder le lit une dizaine de jours, M. le Dr Périer lui met un bas lacé. Toute la journée se passe sans accidents. Elle peut se lever le lendemain matin. En se levant, elle met son bas lacé elle-même et fait pour cela des efforts assez grands. Quand il est appliqué elle s'aperçoit qu'elle perd un peu de sang, comme si elle avait eu ses règles. On a émis, devant elle, l'opinion que l'écoulement sanguin était peut-être la conséquence de l'application du bas lacé sur ses varices. Elle conserve son bas lacé, et garde le lit pendant toute la journée. Dès 2 heures de l'après-midi, elle ne perd plus de sang. Elle enlève son bas le soir et le remet le lendemain matin : cela pendant quelques jours de suite sans voir apparaître la moindre goutte. Elle quitte l'hôpital Saint-Antoine et préférant entrer à l'hôpital parce qu'elle n'a ni logement, ni travail, elle va à la consultation de la Maternité. A la suite de l'examen fait par les élèves, elle a perdu, dit-elle, un peu de sang. Elle se présente à l'hôpital des Cliniques où on la reçoit le 1er juin au soir.

Le 2 juin, matin, en se levant, avant d'avoir essayé de mettre son bas, elle perd une certaine quantité de sang pur, qui tombe usque sur le parquet. Cet écoulement s'arrêta bien vite :

mais ses linges furent encore salis jusqu'à midi. Elle avait mis son bas, et était descendue du dortoir. A partir de ce moment il n'y eut pas de perte de sang bien que la femme remit chaque jour son bas lacé.

Le 12 juin, à l'examen de la femme on constate que l'enfant se présentait par le sommet en OIGA.

La tête commençait à s'engager. Au toucher, on ne trouvait sur le segment inférieur de l'utérus aucune partie épaisse et molle donnant la sensation de l'insertion anormale du placenta.

Le 14 juin à 2 heures du soir, les douleurs survinrent. Au moment où la dilatation fut à peu près complète, la femme perdit une assez notable quantité de sang, le travail continua, l'expulsion eut lieu vingt-deux minutes plus tard, sans présenter rien de particulier. La délivrance fut naturelle.

En examinant le placenta et les membranes on voit que le placenta a une forme régulière. Sur un de ses bords on trouve une certaine quantité de caillots adhérents au tissu placentaire. Les membranes de ce côté se sont rompues à 4 centimètres environ du bord du placenta.

De l'autre côté, il existe, au contraire, un lambeau de membranes énorme qui forme une poche presque complète. Le placenta était donc inséré au voisinage de l'orifice interne.

Les suites de couches furent normales.

L'enfant vivant pesait 3,270 grammes.

Cependant comme la dilatation du col, aura pour effet à peu près fatal, d'augmenter l'écoulement du sang ou de le rendre plus fréquent, on pourra administrer quelques doses de seigle ergoté, surtout vers la fin du travail et cela de temps en temps, de façon à accélérer le travail et à rendre plus actives et plus puissantes les contractions utérines.

B). *Hémorrhagie grave.* Mais si l'hémorrhagie devient inquiétante ou que moins abondante, elle fasse craindre quand même une issue fatale, à cause de l'anémie existante ou des conditions spéciales de la parturiente, on devra encore revenir au tamponnement, dont l'application est semblable à celle faite pendant la grossesse. Le plus ordinairement l'hémorrhagie s'arrête ; cependant il existe des exceptions.

Néanmoins nous ne saurions accepter, comme conséquences du tamponnement, des faits semblables à celui de Genth, où, malgré le tampon, le sang coula à l'extérieur pendant 3 heures. Quand on enleva le tampon, on trouva le vagin rempli de sang, la femme était froide, le pouls petit, faible et rapide. Il en est de même de celui de Jüdell où l'hémorrhagie ne dura pas moins de 7 heures.

M. Depaul rapporte, dans ses cliniques, le fait d'une malade chez laquelle il appliqua lui-même un tampon : une heure et demie après son application il était imbibé et le sang s'écoulait au dehors ; ce premier tampon retiré, on dut en appliquer un second, qui deux heures après fut enlevé à son tour, dans le même état que le premier. Il s'agissait dans ce cas, d'une insertion centrale du placenta : une certaine quantité de sang était accumulée entre la surface placentaire décollée et la partie supérieure du tampon.

Quelque difficulté que l'on puisse rencontrer dans un cas semblable, il faudra agir ainsi, car le plus souvent la dilatation s'opérera, et dès qu'elle sera assez considérable, le moment de l'enlèvement du tampon sera précisément celui choisi pour intervenir sur le fœtus et terminer le plus rapidement l'accouchement.

Quand le travail est commencé, il sera bon de se rappeler que l'application du tampon a un effet autrement actif que pendant la grossesse. Il précipite le travail, augmente les contractions de telle façon, que la dilatation du col marche avec une très grande rapidité. « Il n'est pas rare de voir l'orifice dilaté comme une pièce de

2 francs, au moment de l'application du tampon, acquérir une dilatation complète une ou deux heures après. Aussi faudra-t-il surveiller la malade avec soin, et quand on verra des douleurs expulsives se manifester un peu régulièrement, et s'accompagner d'efforts pour chasser le tampon et produire une tension du périnée pendant chaque douleur, on fera bien de retirer la charpie pour s'assurer de l'état du col et pour terminer l'accouchement, si faire se peut. » (Depaul).

Observation V (personnelle).

Insertion vicieuse du placenta probablement centrale. — Hémorrhagies multiples. — La dernière excessivement grave. — Tamponnement. — Etat syncopal. — Extraction d'un enfant mort se présentant par le siège. — Guérison.

Le 1er juin 1880, à 4 heures 50 du matin, on apportait à l'hôpital des Cliniques, la nommée Frai..., âgée de 37 ans, chiffonnière. Cette femme est enceinte pour la quatrième fois. Ses trois premières grossesses ont été normales; les accouchements n'ont rien présenté de particulier. Ses dernières règles ont apparu le 11 octobre 1879. Elle a eu quelques nausées au début de sa grossesse. Elle était bien portante, lorsqu'au commencement de mars 1880 survint une hémorrhagie peu abondante. Elle ne s'en inquiéta pas. Dans le courant du mois d'avril survint une seconde hémorrhagie un peu plus abondante que la première. Le 7 juin, pendant la nuit, survint une troisième hémorrhagie très abondante qui dura environ vingt minutes, puis s'arrêta. Le 16 juin, dans la journée, une quatrième hémorrhagie, mais peu considérable cette fois, eut lieu. Le 18 juin, à 1 heure du matin, elle fut réveillée par un écoulement de sang très considérable. Son mari, la voyant très mal, l'étendit dans une petite voiture à bras qui lui servait pour son métier de chiffonnier, et l'apporta à l'hôpital, où elle arriva à 4 heures 50 du matin. Elle était dans un état de faiblesse extrême et excessivement pâle ; le pouls était filiforme ; les extrémités froides. Sa situation était tellement grave que son mari en s'en allant demanda en hochant la tête, s'il était nécessaire qu'il vînt prendre des nouvelles dans la journée. Couchée sur un lit, cette femme ne perdit plus rien d'abord, mais bientôt elle expulsa un caillot qui fut suivi d'un écoulement de sang liquide. Au toucher on trouva le col incomplètement dilaté ; sur l'orifice utérin reposait une masse mollasse, granuleuse, qui n'était autre chose que la face utérine du placenta. Mme de Soyre, sage-emme en chef, fit alors le tamponnement. Très peu de temps après, les contractions utérines reparurent. A 8 heures 1[4, en arrivant à l'hôpital, on trouva cette femme absolument exsangue, immobile dans son lit, ne pouvant plus parler, les yeux vitreux et pour ainsi dire en état de syncope. Il y avait incontinence des matières fécales et le tampon au niveau de l'orifice vulvaire était un peu imbibé par le sang. Au palper, on sentit la tête au fond de l'utérus et à droite, le dos tourné à droite, le siége en bas. On n'entendait pas les battements du cœur. M. le professeur Depaul enleva le tampon et introduisit la main dans la cavité utérine : le placenta sortit alors à la vulve. M. Depaul saisit le pied droit, l'amena au dehors, et au moment où la main franchit l'orifice vulvaire, un flot de liquide amniotique s'échappa. Un lacs fut appliqué sur le pied droit et des tractions exercées sur ce lacs. Le siège, le tronc, les épaules, la tête furent successivement dégagés.

L'enfant, du sexe masculin, mort, était en état de rigidité cadavérique et pesait 2,160 grammes. Aussitôt après l'accouchement, on administra en trois fois 1 gramme 50 de seigle ergoté. Le placenta sorti avant le fœtus était déchiqueté : on put le reconstituer en entier, mais on ne retrouva pas les membranes.

La femme ne perdit plus de sang. Des toniques, alcool, etc., furent administrés. Aucune complication ne survint pendant les suites de couches, et elle sortit de l'hôpital complètement guérie trois semaines après l'accouchement.

Telle n'est pas la conduite préconisée par MM. Bailly, Weil (1) et Pajot, dont la méthode se résume en ces mots :

Laisser les forces naturelles opérer l'expulsion du tampon et de l'enfant. En un mot, pratiquer le tamponnement comme à l'ordinaire, mais au lieu d'enlever le tampon pour s'assurer de l'état du col, ces auteurs recommandent non seulement de le laisser en place, mais encore de s'opposer à sa sortie, soit en le maintenant pendant les contractions, soit en le faisant rentrer dans leur intervalle. Puis, au moment où les contractions sont tellement rapprochées qu'elles annoncent la fin de l'accouchement, on administre une certaine dose de seigle ergoté, 1 à 2 grammes environ, pour aider les contractions de la matrice et assurer son retrait après l'expulsion du produit de conception et de ses annexes.

Un certain nombre de faits très bien observés et consciencieusement relatés par M. Bailly, dans un premier mémoire (2), plusieurs autres publiés dans un second travail (3), ont engagé cet accoucheur à en faire une méthode générale de traitement de l'hémorrhagie dans les cas d'insertion vicieuse. Les avantages de cette méthode sont, pour l'auteur que nous venons de citer :

1° Une plus grande simplicité d'intervention : en effet, le tampon appliqué, on laisse l'accouchement se terminer seul ;

2° Une diminution très grande de l'hémorrhagie, qui accompagne l'accouchement : chose capitale, car souvent d'elle dépend le sort d'une mère déjà épuisée

(1) Weil. (Thèse de Paris.)

(2) Bailly. De la conduite à tenir après l'application du tampon dans les cas d'insertion vicieuse du placenta. (Gaz. des hôpit.. 1873.)

(3) Id. Traitement de l'hémorrhagie utérine liée à l'insertion vicieuse du placenta. (Bull. de thérapeutique médic. et chirurgic. Paris, (1877).

d'un côté par les hémorrhagies antérieures, de l'autre par la fatigue excessive de l'utérus, qui engendre souvent une inertie fatale.

Si nous ne considérions les faits rapportés, qu'au point de vue de la mère, nous trouverions la méthode excellente. Mais nous ne pouvons l'accepter comme le mode de traitement 'général de l'hémorrhagie par insertion vicieuse du placenta. Tout au plus l'adopterions-nous dans le cas où l'enfant n'est pas viable et dans ceux où la mort de l'enfant étant constatée d'une façon certaine, nous ne devons plus songer qu'à la mère. M. le Dr Bailly lui-même écrit : « que cette méthode a contre elle la mortalité excessive des enfants qui ont tous succombé à la prolongation du décollement plus ou moins étendu du placenta ».

Aussi, ne saurions-nous accepter la déduction tirée par le même auteur, qui ajoute : « Si grave que soit cette objection, elle n'arrêtera pourtant pas ceux qui placent le salut de la mère, avant toute autre considération. »

Ne pourrait-on faire que cette seule objection, je la trouve tellement sérieuse, que je ne saurais, pour mon compte particulier, faire aussi bon marché de la vie d'un enfant que j'ai plus de chance d'avoir vivant en suivant les préceptes recommandés par M. le professeur Depaul.

La méthode de M. Bailly est encore passible d'un certain nombre d'objections. Nous insistions plus haut sur un des reproches que faisaient au tamponnement les détracteurs de cette méthode ; je veux parler de l'hémorrhagie interne. Comment y porter remède, si l'on suit à la lettre les recommandations de M. Bailly ?

On comprendrait jusqu'à un certain point l'application du tampon ainsi faite dans les cas où l'on est appelé auprès d'une femme déjà très affaiblie, surprise par une hémorrhagie foudroyante. Chez cette femme dont les forces sont épuisées, dont les muscles, et en particulier, la matrice se contracteront avec très peu d'énergie, ce procédé aurait quelque chance de réussite, en nous plaçant seulement au point de vue de la mère. Encore devrons-nous tenir grand compte de certaines contre-indications : présentation transversale ; procidence d'un membre ; rétrécissement du bassin. M. le Dr Charpentier (1), fait encore une autre objection à cette méthode. M. Bailly suppose que le col et la partie fœtale, soit par suite des contractions utérines et de l'engagement de cette partie fœtale d'une part, soit par l'obstacle que l'on oppose au tampon en le refoulant dans l'intervalle des douleurs, resteront hermétiquement appliqués l'un contre l'autre ; mais, il n'en est rien. A mesure que le col se dilate et se rétracte, il s'écarte et s'éloigne du tampon d'une part, la partie fœtale ne s'adaptera donc jamais aussi exactement au tampon que celui-ci l'était au col. D'un autre côté, vous avez beau repousser le tampon avec la main dans l'intervalle des douleurs, vous ne le ferez pas rentrer. Ce qu'il faut, c'est l'empêcher d'abandonner la partie avec laquelle il est en contact.

Cette objection ainsi formulée nous semble peut-être exagérée pour les cas ordinaires ; mais pour ceux où la femme est épuisée, où la moindre quantité de sang est d'une importance capitale, elle a une valeur réelle. C'est dans ces cas-là surtout qu'on devra prendre la précaution que nous avons recommandée dans l'application du tampon, de se servir d'une bande de caoutchouc large assez résistante. Nous n'aurons pas les inconvénients d'un bandage qui se relâche et ne suit pas tous les mouvements

(1) Leçons sur les hémorrhagies puerpérales faites à la Faculté. Archives de Tocologie. Paris, 1874.

imprimés par l'utérus ou la partie fœtale: nous aurons, au contraire, souplesse et rétractilité, conditions qui nous semblent ne devoir pas être négligées dans le cas particulier.

La conclusion à tirer de l'emploi du tampon classique bien appliqué et surveillé, comme nous l'avons indiqué, est que c'est le moyen héroïque par excellence contre les hémorrhagies de la grossesse et du travail. Mais il importe de l'appliquer à temps et de ne pas le laisser trop longtemps en place. Il y a indication au tamponnement toutes les fois que, le col étant rigide ou à peine dilaté, il se fait une hémorrhagie de quelque gravité.

En supposant qu'il n'arrête pas complètement l'hémorrhagie (ce qui est l'exception), il la réprime, et prépare les voies génitales au travail en provoquant les contractions violentes et répétées de l'utérus.

Un principe duquel il ne faut jamais se départir quand un tampon est appliqué, c'est la surveillance constante de la malade. On examinera de temps à autre les linges ou draps blancs placés sous le siège, les compresses appliquées immédiatement sur la vulve, les changements de forme, de volume de l'abdomen, en même temps qu'on veillera à l'émission des urines et qu'on interrogera les phénomènes généraux, etc.

Rupture des membranes. — Employée pour la première fois par Mauriceau (Paris 1668), cette méthode ne rencontra que quelques adeptes, parmi lesquels, Siegemundin, Bohn, Dionis, Fried, Wessel, Deventer, jusqu'au moment où Puzos (1), effrayé des résultats obtenus à l'aide de l'accouchement forcé, alors en honneur, en étudia les indications et les contre-indications. Déjà frappé par ce fait, vrai très souvent, que l'hémorrhagie

(1) Puzos, loc. cit., 1759.

est d'autant moins considérable que les contractions de l'utérus sont plus violentes, par cet autre que, dans les cas d'insertion vicieuse du placenta, le travail marche avec une lenteur telle qu'il en résulte souvent une inertie plus ou moins complète, Puzos proposa le moyen suivant : « Il faut, dit-il, introduire dans l'orifice, un ou plusieurs doigts avec lesquels on travaille à l'écarter par des degrés de force proportionnée à sa résistance. Cet écartement gradué, interrompu de temps en temps par du repos, fait naître des douleurs, il met la matrice en action, l'un et l'autre font gonfler les membranes qui contiennent les eaux et l'enfant. L'attention pour lors doit être d'ouvrir les membranes le plus tôt qu'on peut, pour procurer l'écoulement des eaux parce que leur écoulement diminue déjà l'écartement de la matrice, qu'il fournit à cette partie le moyen de se contracter et de s'emparer de l'espace qu'elles occupaient dans sa cavité. La matrice ainsi resserrée et tendant à l'être davantage, presse l'enfant du fond vers son orifice ; il y existe de plus fortes douleurs, les efforts volontaires et involontaires s'y joignent. Les efforts et les douleurs mis à profit par la malade, secondés par l'action des doigts portés circulairement dans l'orifice pour l'écarter, réussissent pour l'ordinaire et font avancer l'enfant ; le sang qui s'échappait se trouve retenu dans les vaisseaux par la compression générale et le resserrement de la partie ».

Tel quel, ce procédé d'intervention fut accepté par un très grand nombre de praticiens des plus éminents, parmi lesquels nous citerons Portal, Baudelocque, Mme Lachapelle, Dubois, Stoltz, Chailly, Gendrin, etc., en France ; Smellie, Rigby, Simpson, etc., en Angleterre ; Ritgen, Lumpe, Siebold, Seyfert, etc., en Allemagne.

Mais il importe de ne pas l'employer sans discernement et nous ne saurions accepter d'emblée l'opinion de Barnes, qui, dans son traité des opérations obstétricales, écrit p. 397 : « La ponction des membranes est la première chose à faire dans tous les cas d'hémorrhagie assez abondante pour causer de l'inquiétude, c'est le remède le plus efficace en général et on l'a toujours à sa portée. En même temps, on appliquera un bandage serré sur le ventre, de façon à exciter la contraction, l'enfant ainsi poussé vers le col accélérera la dilatation et modérera l'hémorrhagie. »

Examinons donc quelles sont les indications et les contre-indications à l'emploi de la rupture des membranes.

Quelle que soit la théorie acceptée sur le mode de production de l'hémorrhagie, on ne saurait nier le fait que, dans certains cas que nous déterminerons tout à l'heure, l'hémorrhagie ne s'arrête immédiatement après la rupture de la poche des eaux. Par quel mécanisme a lieu cet arrêt? M. Depaul admet que la matrice en se rétractant diminue la lumière des vaisseaux qui parcourent ses parois, qu'il y a ainsi diminution de l'activité circulatoire et par conséquent de la perte. D'un autre côté, les contractions de la matrice, plus fortes qu'auparavant, à cause du contact direct des parois de la matrice sur le fœtus, poussent en bas le fœtus dont la tête vient comprimer plus exactement le placenta, et remplit ainsi le rôle d'un véritable tampon interne.

Schröder se fondant sur ce que, pendant le travail, dans le cas de placenta prævia, tant que la poche est intacte, le segment inférieur de l'utérus se détachant vers la partie inférieure de la poche, remonte en haut, au-dessus du placenta, estime que la rupture de la poche n'agit que parce que le placenta peut remonter, lui aussi, avec le segment inférieur et qu'ainsi la cause de leur séparation est évitée. D'où sa conclusion formelle que, la rupture de la poche constitue le meilleur moyen pour arrêter l'hémorrhagie. Malheureusement il n'en est pas toujours ainsi, et tout ingénieuse que puisse être cette théorie, des faits nombreux viennent démontrer qu'elle n'est pas absolue. Quelquefois, en effet, on voit l'hémorrhagie continuer après la rupture de la poche : dans certains cas, aussi, si l'écoulement n'est pas aussi abondant, il n'en persiste pas moins. Peut-être y a-t-il, dans ces faits particuliers, une complication qui ne laisse pas que d'inquiéter beaucoup l'accoucheur et contre laquelle il faut se prémunir, quelle que soit, du reste, la méthode employée : l'inertie utérine. Mais Schröder est tellement convaincu de la vérité de sa théorie, et surtout des conséquences pratiques que l'on peut en déduire, qu'il se refuse presque à considérer comme vraie l'action tamponnante de la partie qui se présente. C'est là cependant un fait accepté par la plupart des accoucheurs modernes, Cazeaux, Depaul, Pajot, Tarnier, Chiari, Braun, Spaeth (1), Rokitansky (2), Kuhn (3). Il semble même qu'en Allemagne on ait été plus loin qu'en France où une des conditions de la rupture des membranes est qu'on ait affaire à une présentation du sommet. Le Dr Kucher (4), assistant de la clinique obstétricale du Dr Spæth de Vienne, dit qu'on voit souvent un siège servir de tampon dans ce cas particulier, voire même un membre procident, quand la dilatation du col le permet : c'est là du reste la base d'une méthode, dont nous parlons plus loin.

Certains auteurs, parmi lesquels nous citerons Bailly en France, Spiegelberg en Allemagne, ne sauraient

(1) Klinik, f. geb. p. 159.
(2) Œst. Zeitsch., f. g. 1864.
(3) Med. Press., 1867.
(4) Wienner medic., Press, 1880.

accepter un procédé semblable, tant il semble difficile d'apprécier les cas dans lesquels il pourra rendre réellement service. Une des conditions essentielles, et que nous considérons comme de beaucoup la plus importante, est que l'insertion vicieuse du placenta ne soit pas centrale. Cependant quelques accoucheurs, parmi lesquels nous trouvons Deventer, Baudelocque, Braun, Ramsbotham, Radford, voulaient qu'on perforât le placenta de façon à permettre un certain écoulement de liquide. De son côté, Gendrin préconisait le décollement d'une portion du placenta et voulait qu'on allât entre la paroi utérine et l'œuf jusqu'aux membranes que l'on rompait à ce moment. Paul Dubois avait lui aussi recours à ce mode d'action, mais il le réservait pour les cas où l'insertion était marginale, de plus il remplaçait la manœuvre de Puzos consistant à porter un, puis plusieurs doigts dans le col, par l'administration d'une certaine dose de seigle ergoté, mais cela seulement quand la dilatation avait déjà une certaine grandeur, et que l'enfant se présentait par le sommet.

En examinant les tableaux de la clinique d'accouchements contenus dans la clinique obstétricale de M. Depaul, nous trouvons que, du mois de janvier 1852 à janvier 1874 (non compris l'année 1853), on a pu observer et traiter 71 cas d'insertion vicieuse du placenta. Sur ce nombre, nous trouvons 12 observations dans lesquelles on a employé la méthode de Puzos soit seule, soit avec la modification apportée par M. Dubois. Ces cas sont répartis ainsi qu'il suit :

Observations	INSERTION		MÈRE		ENFANT	
Nos d'Ordre	MARG.	CENTR.	GUÉRISON	MORT	GUÉRISON	MORT
N° 4		C	G			M
N° 6	M		G		V	
N° 10		C	G			M
N° 13	M		G		V	
N° 17	M		G			M
N 25	M			M		M
N° 29		C		M		M
N° 32 (jumeaux)	M		G		V	
N° 47	M		G		V	
N° 53 (jumeaux)	M		G		V	
N° 60	M				V	
N° 62	M		G		V	
Total 12	9	3	10	2	7 9 d. 2 jum.	5

Sur ces 12 observations, 9 insertions étaient marginales, 3 centrales.

Sur les 9 marginales, nous notons 8 guérisons pour la mère, 1 mort ;

Sur les 3 centrales, 2 guérisons, 1 mort.

Quant aux résultats pour l'enfant, ils se répartissent ainsi : 9 vivants dont 2 jumeaux, 5 morts dont 3 appartiennent aux insertions centrales.

Grâce à l'obligeance de M. le professeur Depaul, nous avons pu consulter les registres de la clinique depuis 1874 ; un seul semestre manquait, celui de janvier à juillet 1875. Pendant ces cinq années, on a observé à la clinique 15 cas d'insertion vicieuse : nous n'avons pu trouver une observation rentrant absolument dans ce mode de traitement.

En 1879, M. Budin a pris 4 observations qu'il a bien

voulu nous céder, aucune d'elle non plus n'a trait au sujet dont nous nous occupons maintenant. En 1880, 9 cas d'insertion vicieuse se sont présentés à l'hôpital des cliniques. Par un hasard singulier, mais heureux, l'insertion était marginale dans tous. Trois ont été traités par la rupture des membranes, on en trouvera les détails dans les observations suivantes que nous publions in extenso.

Observation VI (personnelle).

Insertion vicieuse du placenta. Hémorrhagies multiples. Femme apportée exsangue à l'hôpital, en travail. Rupture artificielle des membranes. Accouchement rapide. Suites de couches normales.

Le 15 mars 1880, à 2 heures de l'après-midi, on apportait à l'hôpital des cliniques, la nommée Grimat..., âgée de 39 ans, couturière. Cette femme était presque exsangue. Voici les renseignements qu'ont fournis les personnes qui l'ont amenée et qu'elle a pu confirmer ensuite. Elle était enceinte pour la sixième fois. De ces 5 enfants, 4 sont morts à l'âge d'un an environ. Il ne lui reste qu'une fille, âgée de 5 ans et qui est bien portante. Les dernières règles ont apparu le 21 juin 1879. Au début de sa grossesse, elle a eu quelques nausées et quelques vomissements. Sauf des douleurs abdominales qui ont persisté pendant la gestation, elle n'avait présenté rien de particulier, lorsque le 4 mars, pendant la nuit, elle fut éveillée par une hémorrhagie très abondante qui a duré de 1 heure à 1 heure 1/2 environ. Une sage-femme appelée fit des injections vaginales d'eau froide et appliqua des compresses trempées dans de l'eau froide sur les cuisses. L'hémorrhagie s'arrêta.

Le 9 mars, une nouvelle hémorrhagie apparut exactement dans les mêmes conditions. Elle dura également de 1 heure à

1 heure 1/2, on eut recours au même traitement. Le sang cessa de couler.

Le 15 mars, à minuit, une nouvelle hémorrhagie survint beaucoup plus abondante que les premières. La sage-femme et le médecin appelés près d'elle n'ayant pu l'arrêter à l'aide des applications froides, ont envoyé la malade à l'hôpital des cliniques. A son entrée, on constate qu'elle est d'une pâleur cadavérique. Le pouls est filiforme ; elle est absolument froide ; à chaque instant, sous l'influence du moindre mouvement elle perd connaissance. Au palper, on trouve que l'enfant se présente par le sommet. Le dos est dirigé à gauche et en avant. On n'entend pas les bruits du cœur fœtal. Au toucher, le col est complètement effacé ; l'orifice utérin dilaté mesure environ 3 centimètres de diamètre. On sent, sur la partie gauche du bord, fuir une portion du placenta qui est détachée ; en glissant le doigt sur le bord droit de l'orifice, on arrive sur une portion des membranes qui sont rugueuses. Le doigt entraîne quelques caillots accumulés dans le vagin.

L'hémorrhagie ne se reproduit pas, mais les contractions utérines apparaissent très vives aussitôt après l'admission de cette femme à l'hôpital : la dilatation continue très rapidement et pendant le travail, l'écoulement de sang qui se fait par les organes génitaux est insignifiant. A 3 heures 1/2, M. le professeur Depaul rompt les membranes, la tête vient s'appliquer sur l'orifice utérin et comprimer directement le point au niveau duquel le placenta s'était décollé. A 4 h. 5, l'accouchement avait lieu ; cinq minutes plus tard, la délivrance se faisait naturellement. Il n'y eut pas d'hémorrhagie au moment de la sortie du placenta.

En examinant l'arrière-faix, on voit que le volume du placenta est à peu près normal. La forme est ovoïde et, sur un des côtés, il présente un allongement, une sorte de languette au niveau de laquelle l'épaisseur du placenta est peu considérable. Sur le bord même de cette languette on trouve des caillots et le tissu placentaire est thrombosé. Ce tissu du placenta semble avoir été déchiré par les doigts. Les membranes ont été déchirées exactement au niveau de ce même bord. Elles

ne présentent qu'un petit orifice : orifice si petit que, si on ne tenait compte de la rétractilité de ces membranes, on pourrait se demander comment le fœtus a pu le traverser. Le reste des membranes forme une poche complète. L'enfant, du sexe masculin et qui pèse 3,200 gr., était mort-né. La longueur totale était de 51 centimètres ; celle du cordon de 53 centimetres.

L'utérus après l'accouchement est très bien revenu sur lui-même. Les suites de couches ont été normales.

Le fait que nous venons de rapporter nous démontre de la façon la plus nette que, dans certaines circonstances déterminées, une présentation du sommet et un commencement de dilatation, la rupture des membranes constitue un excellent mode de traitement pendant le travail, puisqu'elle a activé d'une part le travail, d'autre part a fait engager davantage la tête du fœtus qui a agi comme un véritable tampon interne. Il en est de même du cas suivant, mais il est peut-être plus démonstratif que le précédent au point de vue de l'arrêt de l'hémorrhagie, sous l'influence de la rupture de la poche des eaux.

Observation VII (personnelle)

Insertion vicieuse du placenta. Hémorrhagies répétées. Accouchement prématuré, spontané. Perte considérable de sang pendant le travail. Rupture des membranes. Expulsion rapide d'un enfant vivant. Suites de couches normales.

Le 5 mai 1880, entrait à l'hôpital des Cliniques la nommée Juliette P., âgée de 22 ans, blanchisseuse, secondipare. Son premier accouchement a eu lieu à terme et n'a pas présenté de difficultés. L'enfant est né vivant. Elevé au biberon, il succomba à l'âge de 3 mois. Elle assure que ses dernières règles ont eu lieu du 7 au 9 juillet. Elle a eu pendant sa grossesse des nausées et des vomissements qui ont persisté jusque dans ces derniers temps.

Elle dit avoir senti son enfant remuer, vers le milieu du mois de janvier.

Le 3 mai, alors qu'elle était en train de travailler comme repasseuse, elle se mit à perdre, à 2 heures de l'après-midi, une quantité de sang assez considérable et des caillots. Elle se présenta à l'hôpital Lariboisière d'où on l'envoya chez une sage-femme pour accoucher. Elle se mit au lit et, le lendemain matin, comme elle n'avait pas de douleurs, la sage-femme la renvoya chez elle.

Le 5 mai, elle avait pris l'omnibus pour se rendre à l'hôpital des Cliniques, lorsqu'en voiture survint un second écoulement de sang assez abondant pour traverser son linge et ses vêtements. On la fit coucher au numéro 30 des salles. L'hémorrhagie s'arrêta. En l'examinant le soir, on constata que l'abdomen n'était pas trop développé : l'enfant peu volumineux, bien que la femme se crut à terme, se présentait par le sommet. La tête mobile tendait à s'engager vers le détroit supérieur, le dos était dirigé à gauche et on entendait de ce même côté les bruits du cœur de l'enfant. Au toucher, le col offre une longueur de 2 centimètres environ : il est fermé. Le doigt introduit dans le cul-de-sac latéral gauche constate que le segment inférieur de l'utérus est plus épais et plus mou que du côté droit. On perçoit d'autant plus aisément cette sensation qu'on comprime le segment inférieur de l'utérus entre le doigt et la tête fœtale. Il semble donc que le placenta soit inséré à ce niveau.

Dans la nuit du 7 au 8 mai, vers 4 heures du matin, alors qu'elle ne dormait pas, parce qu'elle éprouvait quelques contractions douloureuses, cette femme s'aperçut qu'elle perdait de nouveau une certaine quantité de sang. Elle salit une alèze et plusieurs serviettes. Le 8, à la visite du matin, vers 8 heures 1/2, on constate qu'elle perd encore un peu de sang ; les douleurs continuent. Au toucher, le col est effacé ; le doigt pénètre à travers l'orifice utérin, constate la présence de membranes épaisses et rugueuses : derrière elles se trouve la tête. Une élève sage-femme est mise en garde près d'elle, afin de surveiller l'écoulement sanguin. Il fut peu abondant jusque vers 11 heures. Le travail de l'accouchement continuait. Vers midi, la personne qui avait été placée près d'elle s'étant absentée quelques instants, elle perdit tout à coup une assez grande quantité de sang et des caillots nombreux. Sentant qu'elle s'affaiblissait, elle appela à son secours. On la transporta à la salle d'accouchements où on ne la quitta plus. A 1 heure de l'après-midi, le travail avançant et un suintement assez notable continuant à se faire, comme l'orifice utérin mesurait 5 à 6 centimètres de diamètre, les membranes furent rompues. A partir de ce moment, les contractions devinrent plus fréquentes, presque continues et la femme ne perdit plus de sang. La dilatation se termina rapidement et à 2 heures 1/4, un enfant du sexe féminin, vivant et pesant 1970 grammes fut expulsé spontanément. Les suites de couches furent absolument normales.

Le placenta examiné, on voit que les membranes se sont déchirées sur le bord du placenta. Il y a un certain nombre de caillots noirâtres qui sont adhérents aux cotylédons voisins du lieu où s'est faite la rupture.

Observation VIII

Rétrécissement du bassin. — Version céphalique par manœuvres externes. — Accouchement prématuré. — Rupture artificielle et prématurée des membranes. — Hémorrhagie. — Procidence du cordon. — Rétropulsion de la tige funiculaire. — Forceps. — Craniotomie. — Céphalothripsie. — Insertion vicieuse du placenta. (Observation inédite, communiquée par M. Budin.)

La nommée Colli..., brunisseuse, âgée de 24 ans, entre à l'hôpital des cliniques, le 23 juin 1880. Cette femme est d'une taille au-dessous de la moyenne, elle ne se rappelle pas avoir marché tard. Les membres inférieurs sont droits, réguliers, il en est de même pour les membres supérieurs ; la figure paraît très jeune. La femme C... est enceinte pour la troisième fois. Pendant sa première grossesse, elle vint à la clinique où on la fit accoucher prématurément, alors qu'elle était enceinte, croyait-on, de 7 mois 1/2 environ. L'enfant se présenta par le siége et vint mort ; il pesait 1,950 gr. Devenue enceinte une seconde fois, elle ne se présenta à l'hôpital qu'au terme de sa grossesse. On dut faire la craniotomie et la céphalotripsie, le 26 mai 1879 : les suites de couches furent très pénibles, la femme sortit cependant guérie le 21 juin suivant. Elle devint enceinte une troisième fois, ses dernières règles apparurent le 17 octobre 1879 et elle entra à la clinique le 23 juin 1880. Elle n'avait eu pendant sa grossesse aucun accident. On constata à son entrée que le fœtus était mobile dans la cavité utérine : tantôt le siège était à une certaine distance au-dessus du détroit supérieur, tantôt il se trouvait dans le flanc. Le fœtus était donc en position instable. En examinant le bassin par le toucher, on trouva l'angle sacro-vertébral élevé, le diamètre promonto-sous-pubien mesurait 8 centimètres. Le 29 juin à 8 h. 50 du matin, M. le professeur Depaul introduisit dans le col un cône d'éponge préparée, après avoir fait la version par manœuvres externes : la tête avait été ramenée au détroit supérieur, le fœtus avait été fixé dans cette nouvelle situation à l'aide de deux tampons de ouate placés de chaque côté de l'utérus et maintenus par un bandage de corps. A 11 heures du matin, quelques douleurs apparurent, elles se renouvelèrent, mais sans grande intensité pendant l'après-midi et la nuit.

Le 30 juin, à 8 h. 30 du matin, M. le professeur Depaul enleva l'éponge placée dans le col ; elle avait une odeur très fétide. Le col était complètement effacé, l'orifice utérin mesurait un diamètre de 6 centimètres environ. Comme les douleurs paraissaient peu actives et que la tête se trouvait au niveau du détroit supérieur, il résolut de rompre les membranes, espérant que le travail marcherait plus vite et que la tête resterait fixée dans la situation qu'elle occupait. Aussitôt après la rupture des membranes faite avec le perforateur de Dubois, le liquide s'écoula et M. Depaul constata que le cordon faisait procidence au-devant de la tête. Aussitôt l'éponge enlevée, on avait vu s'écouler un peu de sang pur, deux cuillerées environ. Après la rupture des membranes, le liquide amniotique sortit également teinté de sang. Voyant la procidence du cordon, M. Depaul fit conduire la femme à la salle d'accouchements, résolu à tenter la réduction et, au besoin, à faire l'extraction de l'enfant. On ausculta avec soin et on continua à entendre les battements du cœur. A 9 h. 1[4, les battements se ralentirent, on n'en comptait plus que 70 à 80 par minute. Du chloroforme fut administré à la femme et M. Depaul fit usage de l'instrument de Schœller : après quelques tentatives il réussit à réduire le cordon. En auscultant quelques minutes plus tard, on constata que les bruits du cœur fœtal étaient toujours ralentis et faibles. M. Depaul se décida à terminer l'accouchement : l'anesthésie fut continuée. L'enfant se présentant par le sommet était en position OI droite transversale. Une application de forceps fut faite, la première branche fut introduite la première et placée à gauche. Quand la seconde branche fut introduite, il s'écoula une assez notable quantité de sang pur, 200 à 250 grammes environ. Des tractions directes furent faites à deux, tractions qui furent répétées pendant 4 à 5 minutes environ avec assez de force, on y joignit quelques mouvements de latéralité, on ne put réussir à engager la tête. M. Depaul fit alors, le forceps restant appliqué, la perforation du crâne avec les ciseaux de Smellie. De nouvelles tractions furent ensuite faites avec le forceps, on ne put faire descendre la tête. M. Depaul enleva alors l'instrument et fit une application de céphalothribe. Des tractions assez fortes réussirent à engager la tête ; elle fut amenée en grande partie hors de la vulve ; l'instrument qui n'avait pas saisi la base avait glissé, cependant la prise sur la voûte avait suffi pour amener presque complètement la tête au dehors. Quelques tractions faites avec les mains réussirent à compléter la sortie. Le tronc fut amené non sans difficultés, car les épaules rencontrèrent quelque résistance au niveau du détroit supérieur. L'enfant était du sexe masculin : sans la matière cérébrale il pesait 2010 grammes.

La femme perdit encore un peu de sang : la délivrance naturelle fut faite un quart d'heure après environ. En examinant le placenta on vit que, d'un côté, il était un peu allongé et aminci ; sur le bord de cette portion amincie, se trouvaient quelques caillots récents et les membranes avaient été rompues juste au niveau de l'organe. Du côté opposé elles formaient au contraire un lambeau très étendu. Les suites de couches furent aussi favorables que possible.

Cette observation est intéressante à plus d'un titre, comme on peut en juger par sa lecture. Indépendamment du rétrécissement du bassin, cause de la procidence du cordon, de la craniotomie et la céphalothripsie, nous devons insister sur quatre points qui touchent plus particulièrement à notre sujet :

1° Bien que l'insertion du placenta fût marginale, elle n'avait donné lieu pendant la grossesse à aucun écoulement de sang. Mais cela ne doit pas nous étonner ; car il faut considérer que la femme n'était pas à terme, et que par conséquent le col ou mieux le segment inférieur n'avait pas eu le temps de subir les modifications capables de s'accompagner d'hémorrhagie.

2° La version céphalique par manœuvres externes faite, il est vrai, à cause du rétrécissement, puisque l'insertion vicieuse n'avait pu être reconnue, vu qu'on ne la supposait pas et qu'elle ne s'était annoncée par rien d'anormal.

3° La rupture artificielle et prématurée des membranes, le col ayant déjà une certaine dilatation, pour activer les contractions de l'utérus et tâcher de fixer la tête restée mobile au-dessus du détroit supérieur et maintenue en place par deux tampons de ouate latéraux fixés eux-mêmes par un bandage de corps.

4° L'hémorrhagie insignifiante qui se fit au moment où l'on enleva l'éponge préparée et qui certainement était due à un décollement partiel du bord placentaire, puisque l'examen rétrospectif du placenta nous fit voir que la rupture avait eu lieu juste au niveau du bord de l'organe; l'hémorrhagie plus considérable, mais ne présentant aucune gravité au moment où l'on introduisit la seconde branche du forceps.

Dans ces trois cas, la mère guérit : si nous ajoutons les douze cas dont nous avons dressé les résultats dans le tableau précédent, nous arrivons à cette conclusion que, sur 15 mères traitées à la clinique par la rupture artificielle prématurée des membranes, dont 12 sans administration concomitante de seigle ergoté (P. Dubois), on a eu 13 guérisons, 2 morts (n°s 25, 29, tableau de la clinique du professeur Depaul).

Sur 16 enfants dont 2 jumeaux, nous trouvons 10 vivants, 6 morts. De ces derniers, l'un d'eux a subi la craniotomie et la céphalothripsie. (Obs. VIII.)

Ces résultats nous semblent assez concluants pour nous faire rejeter dans le cas particulier, et en observant les recommandations diverses sur lesquelles nous avons insisté, tout autre procédé.

Or, quand on songe que cette statistique brute représente les cas observés dans une clinique d'accouchements où, neuf fois sur dix, je ne crains pas de le dire, les malades sont portées alors que des hémorrhagies très graves ont déjà eu lieu avant leur entrée, dont l'état général est mauvais, souvent les conditions hygiéniques détestables, le manque de secours immédiat, toutes conditions qui appartiennent à la clientèle hospitalière, on est en droit de conclure que c'est là une méthode qui mérite une attention très sérieuse, surtout dans les cas où l'enfant est vivant ou viable.

La rupture artificielle des membranes devra donc être faite dans les cas où les hémorrhagies antérieures n'ont pas épuisé complètement la parturiente, surtout dans ceux où l'insertion du placenta est marginale ou, du moins, dans ceux où l'insertion n'est pas absolument centrale, où, le travail étant déjà établi, l'effacement est complet et l'orifice externe en partie dilaté.

Cependant, nous devons faire une exception pour quelques cas rares d'insertion centrale dans lesquels la portion du délivre correspondant à l'orifice interne est constituée par un pont membraneux réunissant les deux moitiés du placenta, ainsi qu'on peut le voir dans l'observation suivante.

Observation IX (Elwood Wilson) (1).

Le 30 mars, je fus appelé pour voir une dame arrivée au 8me mois de la grossesse. Elle ne présentait aucun malaise, pas d'hémorrhagie; mais elle craignait d'avoir un enfant malade. Je la revis le 1er avril. Elle présentait à ce moment de violentes douleurs. Le vagin était humide et l'orifice utérin était légèrement dilaté. Après un examen minutieux, je trouvai le bord du placenta et passant le doigt à travers une masse de caillots, je rencontrai au dessus quelque chose qui me sembla être les membranes. Après les avoir perforées, il s'échappa du liquide amniotique teinté de sang. Pour exciter les contractions utérines et arrêter l'hémorrhagie, je donnai de l'ergot et ramenai la tête au-dessus du placenta. Quand l'action de l'ergot s'accusa, j'appliquai le forceps et terminai l'accouchement.

Il s'agissait d'une insertion complète du placenta sur le segment inférieur de l'utérus, mais l'organe était séparé en deux moitiés, l'une droite, l'autre gauche réunies par un pont membraneux. La ponction avait été pratiquée sur le pont membrabraneux et c'est à travers cette ouverture que l'enfant était passé.

(1) American Journ. of obst. 1876.

Ce cas rentre donc absolument dans la catégorie des insertions incomplètes et marginales. Il est justiciable à la fois de la rupture des membranes après version céphalique.

Enfin, condition essentielle sur laquelle insistait avec raison M. Dubois et après lui M. Depaul, c'est qu'on ait affaire à une présentation de l'extrémité céphalique. Parmi les contre-indications à la rupture prématurée artificielle des membranes, nous signalerons d'abord les cas où le segment inférieur de l'utérus est dur, résistant; témoin un fait rapporté par Poppel (1), dans lequel le travail n'avançant pas, on rompit les membranes dans l'espoir de l'activer. La conséquence de cette fausse manœuvre fut une mutation de présentation : la tête qui se trouvait au moment de la ponction au niveau du détroit supérieur, se porta à gauche : on eut, comme conséquence, une présentation de l'épaule. Nous rapprocherons de ce cas, les observations dans lesquelles on agit de même, bien que le col fût rigide, et n'offrît aucune dilatation. Barnes (2) relate une observation de Lee : le col n'était ni dilaté, ni dilatable, on fit la rupture ; pas de contractions : l'hémorrhagie continua si bien que Lee se vit obligé de faire la perforation du crâne et d'extraire un enfant à travers le col rigide, d'où les plus grandes difficultés. Mme Lachapelle, dans un cas semblable, raconte, elle aussi, qu'elle attendit vainement la réapparition des contractions après la rupture des membranes ; elle dut employer un autre procédé. Enfin, avant d'agir, nous nous assurerons qu'il n'existe pas de rétrécissement du bassin, surtout si nous avons affaire à une primipare, pour éviter une fausse manœuvre,

(1) Poppel. (Monat. f. geb. Bd XXIV, p. 143, 1864.)
(2) Barnes. (Clinical midwifery.) loc. cit.

comme le fit Greenhalgh dans un cas semblable où il rompit les membranes, la tête resta au-dessus du détroit supérieur sans pouvoir avancer.

On nous pardonnera de mettre ici les différentes réflexions qui vont suivre au sujet de la version céphalique par manœuvres externes dans le cas de placenta prævia. Elles auraient été peut-être mieux placées dans le traitement pendant la grossesse. Mais si nous avons agi ainsi, c'est avec l'intention de nettement formuler que ce mode d'intervention possible pendant la grossesse ne doit pas être rejeté pendant le travail. Il est appelé, nous en sommes convaincu, à rendre de précieux services. Déjà Wigand et Ritgen l'avaient préconisé dans les cas d'insertion vicieuse du placenta. Nous avons noté, à propos de l'observation VIII, qu'une semblable manœuvre avait été faite. On peut nous objecter avec raison que le but visé était le rétrécissement du bassin : soit, mais le fait n'en existe pas moins. Nous ne saurions mieux faire que de reproduire ici une observation de M. le Dr Pinard, communiquée par M. Polaillon, à la Société de chirurgie, séance du 4 juillet 1877.

Observation X.

Insertion vicieuse du placenta (marginale). — Hémorrhagie pendant les trois derniers mois de la grossesse. — Présentations successives de l'épaule et du siège. — Version céphalique par manœuvres externes. — Application de la ceinture. — Accouchement par le sommet en O. I. G. A. sans hémorrhagie.

Une femme de 21 ans avait accouché une première fois naturellement. Vers le septième mois de sa seconde grossesse, étant au lit et sans avoir fait aucun effort, elle eut une perte de sang.

Quelques jours après, encore pendant la nuit et pendant le sommeil, nouvelle hémorrhagie très abondante, qui cesse spontanément, mais récidive bientôt et oblige la malade à entrer à la Clinique. On reconnaît d'abord une présentation transversale. Trois jours après, la présentation a changé : c'est un siège en S. I. G. A.

Depuis quelque temps, la patiente souffrait dans le ventre et dans les reins, et ses douleurs ne faisaient qu'augmenter.

C'est dans ces conditions que M. Pinard pratiqua la version céphalique par manœuvres externes.

L'opération est des plus faciles et l'on constate d'abord une position O. I. D. P. et les jours suivants une position O. I. G. A. La tête est très mobile et se laisse facilement repousser.

Dans le but de maintenir la présentation et la position, M. Pinard applique sa ceinture abdominale eutocique. Dès lors, la patiente se sent très soulagée et les douleurs abdominales qui l'empêchaient de dormir cessent tout à fait. La bonne position du fœtus se maintient jusqu'au moment de l'accouchement qui s'accomplit spontanément treize jours après la version par manœuvres externes.

L'enfant mis au monde est un garçon pesant 3,610 grammes. Pendant tout le temps de la dilatation et de l'expulsion, la mère n'a pas perdu une goutte de sang. La délivrance a été accompagnée d'un écoulement sanguin qu'on peut évaluer à environ 500 grammes. Les suites de couches ont été normales.

En examinant le placenta, on trouva que la rupture s'était faite sur son bord. A cet endroit, le placenta présentait des lésions qui attestaient des hémorrhagies antérieures : atrophie, avec disparition presque complète des cotylédons. A leur place, couche assez épaisse de fibrine stratifiée, d'aspect grisâtre. Cette altération, qui mesurait 3 centimètres de largeur sur 11 de longueur dans le sens de la circonférence placentaire, indiquait que l'on avait eu affaire à une insertion marginale du placenta.

Nous savons bien que, dans certaines circonstances, par exemple un siège profondément engagé, la version par manœuvres externes sera impossible souvent. Mais, quand on songe aux présentations vicieuses, très fréquentes dans le cas qui nous occupe, d'un autre côté à l'élévation habituelle de la partie qui se présente, on comprendra pourquoi nous insistons sur ce point au commencement du travail, et même pendant le travail. Seule, la version céphalique par manœuvres externes pendant la grossesse, constituerait une méthode imparfaite si l'on ne maintenait le fœtus la tête en bas. Aussi sera-t-on dans la nécessité d'appliquer soit un bandage composé de deux pelotes latérales, ou de deux tampons de ouate maintenus en place par un bandage de corps, à moins qu'on n'ait à sa disposition une ceinture semblable à celle de M. Pinard. Mais si l'on procède ainsi, la nécessité de porter une ceinture eutocique deviendra formelle à partir du moment où, la première hémorrhagie ayant débuté, on sera averti, par les autres signes, de l'insertion vicieuse, des complications terribles que l'on doit prévenir. Pendant le travail, il sera encore indiqué de maintenir la patiente dans la même situation, car rien n'est plus fréquent que de voir dans un cas de dystocie des mutations de position.

Ce point particulier de la nécessité de laisser appliquer, même pendant le travail, une ceinture eutocique ou un bandage de corps, est affirmé d'une façon très catégorique par M. Budin (1).

Nous venons d'examiner successivement les méthodes que l'on pourrait désigner sous le nom de méthodes de douceur. Nous allons maintenant passer en revue celles dans lesquelles l'accoucheur intervient d'une façon beaucoup plus active.

Accouchement forcé. L'accouchement forcé consiste

(1) Budin. — Thèse d'agrégation. Paris, 1878.

dans une série d'opérations qui se suivent rapidement, et dont le but est de dilater un col peu ouvert, étroit et même rigide. Déjà Guillemeau (1) et son maître A. Paré avaient reconnu que, dans certaines circonstances, l'insertion vicieuse du placenta sur le segment inférieur donnait lieu à des hémorrhagies tellement foudroyantes, qu'ils conseillaient l'accouchement immédiat, quand l'arrière-faix se présentait le premier. Ils formulaient ainsi la ligne de conduite de l'accoucheur : « Si le placenta est peu avancé, le repousser; si la tête se présente, l'extraire immédiatement, sinon faire la version podalique, et dans le cas où le placenta serait en avant de l'enfant, l'extraire le premier, ainsi que le fœtus, aussi vite que possible. » Plus tard, une sage-femme, du nom de Louise Bourgeois (2), recommanda dans les cas où le placenta était en avant, et où les femmes vers 7 à 8 mois de grossesse perdaient du sang en quantité incroyable, d'agir le plus promptement qu'on pourrait et de pratiquer l'accouchement, sans faire attention aux douleurs. Pour cela, ajoutait-elle, il faut introduire la main, renfoncer le placenta, passer en arrière de l'enfant, saisir les pieds et l'extraire : si la poche n'est pas ouverte, il faut la rompre. Mauriceau (3) fit avancer la question et donna le conseil, si le placenta n'était pas entièrement sorti, de le déplacer sur un côté, de crever la poche et de faire la version.

Pour lui aussi «il était nécessaire absolument d'accoucher la femme à terme ou non, avec ou sans douleur, d'autant plus qu'il n'y a que ce moyen de lui sauver la vie à elle et à son enfant. » Cosme, Viardel suivirent

(1) De l'heureux accouchement des femmes. Paris, 1594.
(2) Observations diverses sur la stérilité, Paris 1609..
(3) Traité des mal. des femmes grosses et accouchées Paris, 1668. Obs. sur la grossesse et l'accouchement. Paris 1695.

les conseils donnés par Mauriceau. Paul Portal (1), dans son observation LXI montre comment il dilata l'orifice par l'introduction successive d'un, puis de plusieurs doigts dans l'orifice à mesure que la dilatation faisait des progrès. Dans sa LXXIXme obs. il détacha le placenta avec ses doigts et alla saisir l'enfant par les pieds. Il n'enlevait le placenta avant l'enfant que lorsque le placenta était détaché. Dans tous les autres cas, où il n'y avait qu'un décollement partiel il passait entre le placenta et l'utérus, perforait les membranes, faisait la version sur les pieds et tirait au dehors.

Deventer (2), un des plus ardents partisans de l'accouchement forcé, voulait qn'on entreprît l'accouchement à toute époque, aussi bien avant qu'après le 7me mois et, pour arriver jusqu'à l'enfant, il passait à travers le placenta.

Quelques années avant, Peu (3) s'était élevé contre certaines manœuvres inhérentes à l'accouchement forcé. « Il faut, dit-il, dans les cas d'insertion vicieuse du placenta, éviter la dilatation forcée de la matrice. Pour accoucher les femmes dans ce cas, il est nécessaire que l'ouverture soit suffisante, » et il donne l'excellent conseil de couler la main tantôt à droite, tantôt à gauche, le plus haut et le plus doucement possible, le long des membranes sans les rompre, jusqu'à ce qu'on ait trouvé les pieds de l'enfant pour les saisir. En Allemagne, J. Siegemundin conseillait, à peu près vers la même époque, la version sur les pieds et la rupture des mem-

(1) Operationes chirurgicæ, quibus manifestatur lumen novum obstetr. Lugduni, 1701.

(2) A treatise on the theory and practic. of midwifery etc., London 1701.

(3) Pratique des accouchements., 1695, Paris.

branes : elle fut bientôt suivie dans cette voie par J. Bohn (1), qui dans une thèse remarquable recommande l'accouchement hâtif, comme le seul moyen de sauver la mère et l'enfant. Les membranes seront rompues, mais l'extraction ne doit pas être entreprise, tant qu'il n'y a pas de douleurs et que le col est fermé. Ce ne sera que dans le cas d'hémorrhagies violentes que l'on essaiera d'ouvrir le col par l'introduction des doigts. En outre, il insiste sur la perforation du placenta et l'agrandissement de l'orifice.

Smellie (2) dans la description de l'opération du placenta prævia, parle d'un dilatateur que certains auteurs emploient pour dilater le col, mais il préfère se servir de ses doigts qui sont moins dangereux : la dilatation doit de plus être progressive. Tout en acceptant dans certain cas rares, la méthode de l'accouchement forcé nous nous empresserons de dire que Smellie ne conseillait pas une opération uniforme ; il recommandait tantôt un procédé, tantôt un autre. De son côté, Levret (3) n'hésite pas dans les cas d'insertion complète, à préconiser l'opération rapide, mais il repousse la méthode qui consiste à enlever le placenta avant l'enfant à cause de l'hémorrhagie plus grande, au point de faire craindre pour la mère, le sort qui menace l'enfant. Jusqu'en 1830, on peut le dire, l'accouchement forcé domina comme mode de traitement, dans les cas très graves, où l'insertion du placenta se faisait directement sur le col, bien qu'il fût très dangereux pour la femme. Mme Lachapelle (4) elle-même, se prononçait pour l'accouchement forcé, sans

(1) Dissert, inaug. Liepzig, 1707.

(2) A treatise on the theory and practice of midwifery, etc. London 1751.

(3) Levret (Dissert., 1753).

(4) Pratiq. des accouchements, Paris, 1821).

cacher pourtant que c'est un moyen dangereux. Depuis, les accoucheurs les plus éminents ont employé ce mode d'intervention, mais, hâtons-nous de le dire, d'une façon tout à fait exceptionnelle et quand il était impossible de faire autrement. Dans l'accouchement forcé, la première des conditions pour que l'accouchement ait lieu, est d'obtenir le plus rapidement possible une dilatation du col suffisante pour laisser passer d'une part la main de l'accoucheur, d'autre part le fœtus et ses annexes. Or cette dilatation peut être pratiquée de plusieurs manières. Dans le court exposé des opinions anciennes que nous venons de donner, il est facile de constater que la plupart des accoucheurs faisaient la dilatation manuelle, c'est-à-dire introduisaient un, deux, trois, plusieurs doigts en forme de cône dans l'orifice externe. Quand la main avait franchi l'obstacle, elle allait à la recherche d'un pied, la version était exécutée et le fœtus extrait plus ou moins facilement. A côté de cette dilatation, il en existe une autre non sanglante, mais instrumentale. Elle consiste dans l'introduction, dans la cavité du col, ou au-dessus, d'un ballon de caoutchouc que l'on distend plus ou moins par du liquide. On obtient ainsi un double avantage; celui de la dilatation et en même temps celui du tamponnement. La première application d'un semblable appareil serait due d'après Lazarewitz au Dr Trubnitzky (1) qui dans sa thèse inaugurale « Uëber placenta prævia » en donne une description très détaillée.

En 1862, M. le Dr Tarnier, chirurgien en chef de la Maternité, faisait paraître dans la *Gazette médicale de Paris*, la description d'un appareil dilatateur qu'il employait toutes les fois qu'il voulait provoquer un accou-

(1). Trubnitzky. Thèse inaug. Kijoviœ, 1858.

chement prématuré artificiel. De son côté, Barnes (1) imaginait des poches en caoutchouc de forme assez bizarre étranglées en leur milieu, dont le diamètre longitudinal l'emporte sur le diamètre transversal, et qui ne peuvent être mieux comparées qu'à une caisse de violon ou de guitare. Nous en apprécierons la valeur quand nous décrirons en détails le procédé de ce dernier auteur, mais dès à présent, disons que son inventeur et Elliot (2) paraissent en avoir obtenu d'excellents résultats.

A côté de cette dilatation non sanglante, manuelle ou instrumentale, il en est une sanglante que l'on est obligé d'employer quelquefois, mais dont les indications très rares, et très difficiles à poser, en font un procédé tout à fait exceptionnel. Ce sont les cas où malgré l'application du tampon, malgré la rupture des membranes, le travail n'avance pas du tout; la femme s'épuise en vains efforts et est menacée de succomber, si on ne la délivre pas. Le plus souvent, cela tient à une rigidité excessive du col. Dans ces conditions-là seulement, M. Depaul conseille quelques petites incisions faites avec un bistouri boutonné conduit sur l'index. « Ces incisions devront être répétées sur plusieurs points de l'ouverture utérine et très peu profondes pour ne pas atteindre les gros vaisseaux qui parcourent les régions de la matrice surtout dans cette condition particulière. »

Bellini recommande de faire une incision profonde du côté opposé à celui où l'on veut introduire la main ou un instrument dans la cavité utérine. Ce procédé est d'autant plus dangereux qu'il pourrait amener par exten-

(1) Edimb. med. journ. July. 1842.
Medic. Times, 1864.

(2) Americ. med. Times and surg. vol. VIII. 1864.
Obstetric. clinic., p. 140.
Schmidt's Jahrb. B. 125.

sion une déchirure et une rupture de la matrice, à cause de la dilatation asymétrique du col ; en outre, une hémorrhagie très violente pourrait en être la conséquence immédiate ; or, il serait très difficile d'y porter remède, ce serait une nouvelle complication dans un cas déjà très complexe par lui-même. Nous ne saurions admettre non plus la dilatation rapide du col au moyen de l'éponge préparée dans les cas d'insertion vicieuse, comme le préconisait Donkein (1). Le Dr Krone (2) de Hannover a publié le résultat d'expériences qu'il a entreprises depuis 1873 sur l'introduction de cônes d'éponge préparée. D'après lui, on aurait le double avantage du tampon et du dilatateur, et on obtiendrait une dilatation rapide qui permettrait d'introduire rapidement les doigts et de hâter ainsi l'accouchement. Nous ne pouvons accepter cette méthode pour deux motifs : le premier, c'est que l'éponge ne peut constituer un tampon même médiocre ; le second c'est qu'elle est un moyen infidèle et peu sûr, même comme agent dilatateur. Que de fois n'avons-nous pas vu des éponges préparées introduites dans le col des malades chez lesquelles on voulait provoquer l'accouchement prématuré, ne déterminer au bout de vingt-quatre heures qu'une dilatation à peine égale à 5 centimètres, et quelquefois moins ? Si maintenant nous cherchons à apprécier les résultats obtenus par l'accouchement forcé employé comme méthode générale : sur 92 cas rassemblés par Muller, où nous voyons que le col est signalé comme ayant la largeur d'une pièce de 2 francs, et où l'enfant était au moins au huitième mois, il mourut 44 femmes soit 47,3 %; sur 94 enfants (dont 2 jumeaux), il y eut 59 morts, soit 62,8 %. Si nous ajoutons à ces résultats ceux

(1) Edimb. med. journ. Avril, 1859.
(2) Berlin Klin. Wochens, XIV, 40, 1877.

obtenus par Ramsbotham et Lee où sur 8 accouchements forcés, 8 mères moururent, on verra l'influence meurtrière de ce procédé d'intervention.

Procédé de Simpson.—D'après Duncan (1), le premier accoucheur qui a observé d'une façon très nette un cas dans lequel l'hémorrhagie s'était arrêtée après l'expulsion du placenta prævia, tandis que le fœtus ne sortit que quatre heures après, est Jean Chapmam. Ce cas lui fit tirer la déduction thérapeutique suivante : « Il faut enlever le placenta prævia pour extraire l'enfant. » Quelques années plus tard, Trinchinetti, (2) analysant les observations déjà publiées sur la question du placenta extrait spontanément ou artificiellement par Guillemeau, Mauriceau, Parea, et par lui-même, considérait que, dans les cas d'insertion vicieuse du placenta, la cause principale du danger pour la femme et pour l'enfant, est l'hémorrhagie. Cette cause cesse lorsque le placenta vient entièrement détaché dans l'orifice utérin. Aussi doit-on faire immédiatement, dans ces cas, le décollement total du placenta, dès les premières manifestations du travail. « Je crois, dit-il, pouvoir donner le précepte que le chirurgien doit promptement faire la susdite opération, quand l'hémorrhagie, après que le travail est commencé, est assez copieuse, et la femme assez épuisée pour faire craindre la mort. Dans ces cas, il est nécessaire d'arracher le placenta avant l'extraction du fœtus. »

Le même auteur ajoute que si l'hémorrhagie n'est pas trop copieuse, si la femme a encore des forces, si les contractions sont régulières et efficaces, il suffira de faire le détachement partiel du placenta, et faire la rupture

(1) Duncan, Annales of medic., for the year 1799.

(2) Trinchinetti., obs. sur la rétroversion de l'utérus gravide. Milan 1806.

des membranes. Si le fœtus est en bonne position, on peut abandonner l'accouchement aux seules forces de la nature. En vérité n'y a t-il pas dans ces derniers mots indiqué de la façon la plus nette le mode de traitement que l'on désigne en Allemagne du nom de méthode de Crede, de Cohen ? Nous ne saurions cependant méconnaître que si le procédé était déjà connu, Radford et Simpson surtout l'ont érigé en méthode et ont rassemblé un certain nombre de faits tendant à démontrer, d'après eux, que, dans des conditions qu'ils spécifient du reste fort bien, le décollement du placenta peut constituer un excellent moyen de traitement du placenta prævia. En 1844, Radford avait réuni quarante observations où, le placenta étant sorti avant l'enfant, l'hémorrhagie s'était arrêtée. Ces faits le conduisirent à poser les propositions suivantes :

1° Ne jamais tenter l'accouchement ni le détachement du placenta, avant que la dilatation de l'orifice permette l'introduction de la main ;

2° Si le fœtus est mort, détacher complétement le placenta et rompre les membranes. Si le travail marche bien, laisser faire la nature; dans le cas contraire, exciter la contraction utérine par les stimulants et le galvanisme ;

3° Dans les cas de rétrécissement du bassin, décoller le placenta, l'extraire, perforer le crâne et appliquer le crochet pour l'extraction du fœtus ;

4° Dans le cas d'insertion centrale, s'il y a hémorrhagie compromettant les jours de la mère, perforer le placenta à son centre, laisser écouler le liquide amniotique, enlever complètement le placenta et employer le galvanisme ; dans les cas d'insertion partielle, se contenter de rompre la poche des eaux, dans le cas d'hémorrhagie, employer le galvanisme.

En 1846, Angelo Barbieri (1), publiait une série de 24 observations dans lesquelles la sortie du placenta, qu'elle fût naturelle ou artificielle, avait précédé la sortie du fœtus. Sur 24 cas, quatre fois l'hémorrhagie s'était arrêtée, deux fois le fœtus était vivant ; trois mères moururent. Dans vingt cas, l'hémorrhagie continua.

Sur ces 24 faits

13	appartenaient à	Mauriceau (3).
1	—	— Baudelocque.
1	—	— Parea (2).
9	—	— Trinchinetti.
24		

Quels que soient ces résultats, il advient souvent que sous l'influence des contractions violentes de l'utérus, le placenta prævia, quoique central, se détache rapidement et est expulsé avant le fœtus, sans qu'une grave hémorrhagie succède. Velpeau en cite quelques exemples. De son côté, Trask (4) ne publie pas moins de 29 observations, dans lesquelles il y eut expulsion spontanée du placenta avant le fœtus ; une seule fois, dit cet auteur, l'hémorrhagie fut cause de la mort de la mère.

C'est en se fondant sur ces données que repose la pratique de Simpson que nous allons examiner. Nous ne reviendrons pas ici sur les conceptions théoriques ou l'explication fournie par ce savant clinicien sur la formation de l'hémorrhagie et sur le mécanisme de l'arrêt de l'écoulement, (Voir pathogénie de l'hémorrhagie) très certainement dû à la déplétion de l'utérus, à

(1) Gazette médicale de Milan, 1846.
(2) Observ. IV, Milan 1784, p. 20.
(3) Loc. cit.
(4) In Transact. of the Americ. med. Ass. Philadelphia, 1855.

l'ascension possible du segment inférieur en haut, en même temps qu'aux contractions de l'organe qui, immédiatement appliqué sur le corps du fœtus, tend à pousser la partie qui se présente sur les orifices béants des vaisseaux déchirés.

Quelles sont les indications de l'arrachement du placenta pour Simpson ? Nous pouvons les résumer ainsi qu'il suit :

1° Rétrécissement du bassin ; rigidité du col qui ne permet ni la version, ni l'accouchement forcé, sans qu'il y ait le plus grand danger de déchirure interne.

2° Enfant mort à terme ou non viable ;

3° Accouchement artificiel prématuré avec développement incomplet ou manque d'effacement du col et du canal cervical avec hémorrhagie violente ;

4° Contractions apparaissant avant le septième mois ;

5° Tétanos utérin rendant la version impossible ;

6° Affaissement considérable de la femme que la version et l'accouchement forcé mettraient dans le plus grand danger.

Comment Simpson opérait-il ? Quelle que fût l'insertion, vicieuse, marginale ou centrale, que le col fût dilaté ou non dilaté, il introduisait, suivant les circonstances, une sonde, un doigt ou toute la main et décollait le placenta de son point d'insertion, en imprimant des mouvements rotatoires à l'instrument dont il se servait, ou si la dilatation permettait l'introduction de la main, il arrachait violemment le placenta. Or, ce procédé, ce nous semble, mérite pour être pratiqué, une série de données qui, lorsqu'elles existent, nous font préférer de beaucoup d'autres modes de traitement. Comment, en vérité, accepter les indications fournies par l'auteur de cette méthode et pouvoir supposer que le danger d'une hémorrhagie sera éloigné par le fait du détachement du placenta dans un utérus où on peut à peine introduire une sonde ou un doigt? Nous savons déjà quels sont les résultats fournis par le décollement spontané du placenta au point de vue de l'hémorrhagie. Ainsi dans la statistique dressée par Simpson lui-même, l'expulsion du placenta fut spontanée 70 fois. Or, sur ces 70 cas, 44 fois l'hémorrhagie s'arrêta ; 10 fois elle eut une intensité moyenne ; 9 fois elle fut plus importante ; 1 fois elle eut une bonne importance (a good deal) ; 6 fois elle fut profuse. De son côté, Müller a pu tirer, sans faire de distinction, après l'étude raisonnée et attentive des tableaux dressés par Trask, les conclusions suivantes : Dans 66, 6 0/0 des cas, l'hémorrhagie s'arrêta après le décollement ; dans 33, 3 0/0, elle continua pendant un certain temps. Devant des résultats semblables, est-il possible de dire que c'est là une méthode sûre de traitement de l'hémorrhagie ? Nous devons, en outre, considérer que le résultat final pour la mère et pour l'enfant est bien autre, s'il y a eu ou non intervention de l'art. Quel est, en effet, le pronostic pour l'enfant? Il est tellement grave qu'il nous ferait à lui seul rejeter d'emblée cette méthode, du moins au point de vue général.

Sur les 141 cas de Simpson, le sort de 113 enfants seulement est connu : 7 d'entre eux sont morts avant le travail ou pour d'autres motifs. Sur les 106 qui restent, il y a 73 morts et 33 vivants. Parmi ces derniers, sont compris ceux, comme on le fait remarquer à juste titre, qui sortis en même temps que le placenta par la version, ne devraient certainement pas compter au nombre des succès.

Quant à la mère, l'examen de quelques statistiques bien dressées, nous permettra de tirer des conclusions aussi vraies qu'elles puissent être. Dans un seul relevé de 36 cas, dressé par Trask, où l'expulsion spontanée du placenta eut lieu avant l'enfant, 34 femmes guérirent :

sur 37 enfants (dont un accouchement de jumeaux) 3 seulement vécurent. Si nous comparons les résultats dus à l'enlèvement artificiel du placenta avant l'enfant : nous trouvons que sur 60 femmes, 13 moururent, 47 guérirent : la mortalité était donc de 21, 6 0/0, tandis que, dans le décollement spontané, (statistique de Trask) nous avons la proportion de 1 à 17 ou une mortalité de 5,5 0/0.

De là on peut tirer la conclusion générale que la différence de mortalité, dans les cas d'expulsion spontanée et dans les cas d'expulsion artificielle, serait de 16, 1 0/0 pour la mère : et si maintenant on compare la proportion des morts dans le cas de placenta prævia traité par d'autres méthodes et qui est de 1 sur 3, (Depaul), on trouve que dans les cas où on a usé du décollement artificiel, la mortalité est exactement la même. Nous sommes bien loin, on le voit, des résultats publiés par le professeur d'Edimbourg, lorsque, après avoir relevé 141 observations recueillies, il faut le reconnaître un peu partout et sans distinction d'auteurs, voire même sans examen des différents moyens employés, il ne trouva que 10 femmes ayant succombé sur 141, c'est à dire une proportion de 1 sur 14.

Nous pourrions encore ajouter la statistique de Waller, dans laquelle sur 33 femmes il est noté que 10 moururent; 3 enfants furent sauvés ; celles de Hecker (1) pour lequel le procédé de Simpson donne une mortalité pour les mères de 27, 5 0/0.

Ces résultats ne nous surprennent nullement. Car, au moment de l'intervention, ou l'orifice est dilatable, ou il ne l'est pas : dans le premier cas, le procédé de Simpson revient presque à la manœuvre qui consiste soit à perfo-

(1) Hecker (Bayer. Intelligenz Blatt). 1873, p. 22.

rer le placenta de part en part, soit à rompre les membranes sur l'un des bords et aller à la recherche des pieds de l'enfant; dans le second cas, l'expérience apprend que ce procédé est on ne peut plus difficile, voire même impraticable, à moins qu'on n'agisse violemment. Mais alors nous revenons à un des temps de l'accouchement forcé; les inconvénients s'en suivront fatalement. De plus on ne doit pas oublier que, dans les cas d'insertion vicieuse, l'étalement du placenta sur une large surface est la règle. Si déjà le décollement entier est difficile, combien plus difficile sera l'enlèvement de toutes ses parties. On devra enfin redouter, lorsque l'arrachement du placenta aura eu lieu, qu'il ne succède une rétraction du col qui mettrait la femme dans le plus grand danger à cause de l'hémorrhagie, et l'accoucheur dans la nécessité de terminer par une autre méthode.

Cependant, si Simpson a proposé une méthode que, pour notre compte, nous nous garderons bien d'employer, il faut reconnaître qu'il a su attirer l'attention des accoucheurs sur un moyen d'arrêter l'hémorrhagie, et si, au lieu d'enlever le placenta en entier, comme il le recommande, on se contente d'en détacher une partie, et de rompre les membranes on permet ainsi à la partie fœtale, dans les bonnes présentations, de venir faire tampon sur l'orifice béant des vaisseaux déchirés, en même temps que s'exerce la rétraction utérine.

Procédé de Cohen (1) *ou détachement partiel du placenta.* — Le plus souvent dans le cas d'insertion vicieuse du placenta sur le col ou mieux sur le segment inférieur, le placenta n'est jamais placé de telle façon que le centre de l'organe corresponde à l'ouverture du col; d'un autre côté, la petite lèvre du placenta est insé-

(1) Monat. f. Geb. 1855, Bd. V, p. 241.

rée sur le côté droit de l'utérus. Tels sont les deux faits sur lesquels repose la méthode de Cohen. Après avoir introduit dans le col l'index et le medius, cet accoucheur presse avec l'index dans la direction du diamètre transversal du côté gauche du bassin et enfonce le premier doigt entre le placenta et les parois utérines, jusqu'à ce qu'il l'ait introduit une ou deux lignes au-dessus de la moitié de la 2e phalange, en comptant à partir du bord de l'orifice. Si, à ce moment, les membranes ne sont pas senties, il faut changer de main et faire la même manœuvre du côté opposé, ou bien reporter son doigt directement en arrière, dans le cas où la petite lèvre serait insérée sur le segment postérieur de l'utérus. Quand on est sûr d'être tombé sur la petite lèvre du placenta, on réunit deux doigts, puis après les avoir recourbés un peu au dessus du bord du placenta, il faut détacher rapidement les membranes pendant une contraction, dans l'étendue d'un quart de cercle en avant, un quart de cercle en arrière, jusque vers le milieu et un peu du côté du sacrum, par conséquent suivant un demi-cercle de 190 à 200 degrés. De la sorte, le placenta est détaché de son insertion sur l'utérus dans une certaine portion. On a le soin en retirant les doigts de laisser s'écouler une certaine quantité de liquide et on abandonne le reste à la nature. Le résultat de cette manœuvre est de transformer un placenta central en un placenta pariétal.

Cohen affirme qu'il n'a jamais vu par son procédé survenir de complication mortelle, ni même de convulsions tétaniques partielles du col, qui, si fréquemment, arrêtent l'enfant au moment du passage du cou, quand on a fait la version. Les hémorrhagies seraient également rares.

Comme on laisse ensuite l'accouchement se terminer tout seul, les contractions deviennent plus intenses, par suite des modifications survenues quand une partie du liquide amniotique s'est écoulée. Mais jamais on n'interviendra pour la terminaison de l'accouchement que lorsque le col offrira une dilatation suffisante pour le passage de l'enfant. Cohen dit avoir traité ainsi plusieurs cas de placenta prævia : l'hémorrhagie se serait arrêtée instantanément, toutes les mères guérirent : dans 3 cas seulement les enfants moururent, encore deux étaient-ils macérés, le troisième viable. De son côté, Ritgen prétend avoir employé ce procédé avec succès pour la mère et l'enfant. Dans une observation qui lui fournit d'excellents résultats, H. Davis (1) décrit ainsi le procédé dont il a usé, et qui nous semble absolument conforme à celui de Cohen.

« Ayant reconnu, dit-il, que le placenta adhérait sur un côté par une plus large surface que de l'autre, j'introduisis ma main de ce côté, entre l'utérus et le placenta, séparant avec soin les deux organes, jusqu'à ce que tout ce bord fût libre. Saisissant alors ce bord avec trois doigts, je le repoussai fortement de l'autre côté de l'utérus, la poche des eaux fit alors saillie. Je la perforai et la tête s'engagea, fixant le placenta sur le côté opposé à celui où je l'avais détaché. »

Nous ne saurions nous prononcer d'une façon formelle, sur la valeur de ce procédé. A ne considérer que les résultats obtenus par les observateurs dont nous venons de parler, nous serions assez disposé à en user, mais seulement dans les cas où l'orifice utérin a un commencement de dilatation, et où le fœtus se présente par le sommet. Nous voyons là, en effet, un moyen qui permet de maintenir sur une assez large surface, les connexions du

(1) Transact. of the med. Society of the state of Pensylvania.

placenta avec l'utérus, ce qui est d'une importance capitale pour l'enfant. D'un autre côté, il a l'immense avantage de laisser l'accouchement se terminer spontanément, ce qui est toujours préférable pour la femme et pour l'enfant, quel que soit le moyen auquel on ait recours, version ou forceps.

Cependant, il existe des cas où le procédé de Cohen doit échouer, et même est dangereux en raison des hémorrhagies consécutives, comme du reste, tous les autres, sauf le tamponnement bien fait : ce sont ceux dans lesquels l'insertion vicieuse est à peu près centrale, où le col est peu dilaté, où par conséquent il est difficile pour ne pas dire impossible, de percevoir de quel côté se trouve la petite portion du placenta, ceux enfin, dans lesquels l'utérus fatigué, soit par des hémorrhagies, soit par un traitement antérieur qui a échoué, soit par un travail trop long, ne se contracte pas à la suite de la déchirure des vaisseaux utéro-placentaires que vous faites par l'application de cette méthode. Kühn a traité ainsi un cas de placenta prævia presque central : après un tamponnement de 18 heures, le col était perméable au point de laisser pénétrer deux doigts. Il détacha en avant, en arrière et à gauche, les cotylédons, ce qui est, il faut l'avouer, un peu plus que ne le conseille Cohen. Après cette opération, il survint une hémorrhagie qui nécessita immédiatement l'administration du seigle ergoté et l'application d'un tampon. L'enfant était déjà mort, mais la malade mourut elle aussi pendant les suites de couches. Il peut très bien arriver que le décollement partiel du placenta, combiné avec la rupture des membranes amène une augmentation dans la force des contractions utérines, mais nous estimons qu'il sera bien difficile, pour ne pas dire impossible, de distinguer les cas dans lesquels on pourra user de ce procédé, de ceux dans lesquels il vaudra mieux s'abstenir. C'est donc encore là un procédé d'exception à côté duquel nous placerons ceux qui sont basés sur le même principe.

Zeitfuchs (1) et Crede veulent que, dans le cas de présentations longitudinales, on détache en partie le placenta, et qu'avec la main on comprime les vaisseaux saignants jusqu'au moment où la tête ou le siège pourrait, à son tour, servir de tampon par sa progression. De son côté, Pfeiffer recommande, dès que le col a un pouce d'ouverture, d'introduire un ou plusieurs doigts, de comprimer le bord du placenta descendu dans le col dans les cas d'insertion marginale, la partie qui repose immédiatement sur lui dans les cas d'insertion centrale. En même temps, il conseille de détacher et d'enlever les portions du placenta qui viennent faire saillie dans le col. Les résultats obtenus par Pfeiffer lui-même sont déplorables pour l'enfant : quant aux mères, sur 20, 2 moururent.

Goschler et Bunsen ont imaginé, eux aussi, une méthode de détachement artificiel qui repose sur ce principe, que l'hémorrhagie provenant du décollement partiel du placenta, continue parce que les gros vaisseaux utérins ne sont pas complètement détachés, que certains restent en communication avec le placenta, d'où ils sont dans l'impossibilité de se contracter et mieux de se rétracter. Ils conseillent de déchirer les unions vasculaires les plus intimes, les plus rapprochées du col, en introsant et en faisant parcourir au doigt l'orifice interne de l'utérus.

L'hémorrhagie s'arrête pendant un certain temps, jusqu'à ce qu'une nouvelle expansion de l'utérus déchiré détache de nouveaux vaisseaux. A chaque apparition de

(1) Neu Zeitsch., f. Geb., H. Bd XIII.

l'hémorrhagie, la même manœuvre est recommencée. Dans l'intervalle, une éponge est placée dans le vagin jusqu'au moment où la dilatation permet de faire la version.

En résumé, tous les procédés qui consistent dans le décollement partiel d'une partie du placenta, sont toujours incertains, en même temps qu'ils offrent un danger réel pour la mère et une mort à peu près certaine pour l'enfant. Aussi ne sommes-nous pas étonné d'entendre dire à Sickel, à propos des résultats obtenus par Cohen : « Si Cohen en employant exactement sa méthode a eu d'aussi bons résultats, c'est qu'il a eu beaucoup de bonheur. »

Procédé de Barnes. — Au lieu de pratiquer le décollement complet (Simpson), partiel (Cohen, Bunsen), nous préférerions de beaucoup imiter la conduite de Barnes : elle repose sur la théorie émise par cet auteur sur le mécanisme de l'hémorrhagie. La première des choses à faire dans le cas d'hémorrhagie assez abondante, avant le travail, est la rupture des membranes, pratiquée en conduisant sur un doigt introduit dans l'orifice soit un stylet ou un autre instrument piquant ; c'est « *le remède le plus efficace en général et on l'a toujours à sa portée.* »

Puis il conseille *d'appliquer un bandage serré sur le ventre*, de façon à exciter la contraction et en poussant l'extrémité fœtale qui se présente, sur le col, rendre la dilatation plus rapide et diminuer ou arrêter l'hémorrhagie.

Dans le cas où, malgré la rupture des membranes, l'hémorrhagie continuerait, et où la patiente serait en danger, on devrait appliquer le tampon. La crainte que Barnes formule ensuite de voir l'hémorrhagie continuer malgré le tampon, ne nous étonne pas quand on songe que le tampon dont veut parler Barnes, « sera bientôt comprimé, réduit de volume, » et qu'on lui voit donner le conseil : « ne laisser jamais une patiente plus d'une heure avec un tampon dans le vagin. » Aussi poursuivant toujours son idée sur la pathogénie de l'hémorrhagie, conseille-t-il, dans le but d'obtenir un arrêt de l'hémorrhagie, *le décollement de toute la portion placentaire fixée sur la zone cervicale.* Voici comment il convient d'opérer (1) : « Introduisez la main dans le vagin, portez un ou deux doigts aussi loin que possible entre le placenta et l'utérus, faites-leur décrire un cercle autour de l'orifice, de façon à décoller le placenta aussi loin qu'ils pénètrent ; si vous sentez le bord du placenta, ouvrez largement les membranes à ce niveau, surtout si elles ne sont pas encore déchirées ; assurez-vous de la position du fœtus, avant de retirer votre main. En général après cette opération, le col se retire un peu et *souvent l'hémorrhagie cesse.* »

Mais comme le Dr Barnes a remarqué que, dans certaines circonstances, assez rares il est vrai, sa méthode n'arrête pas l'hémorrhagie, et n'active pas les contractions, cela très probablement à cause de l'inertie utérine concomitante, il faut alors recourir à *la dilatation artificielle.* Aussi préconise-t-il l'emploi d'un ballon dilatateur en caoutchouc composé de deux parties, l'une supérieure dont le caoutchouc beaucoup plus mince permet la distension facile par le liquide qu'on y injecte. A cette poche dont la forme nous est déjà connue, aboutit un tube à parois plus épaisses et communiquant avec l'extérieur. Le sac est donc muni de deux renflements : le supérieur destiné à la partie correspondante à la face décollée du placenta et reposant sur l'orifice plus ou moins dilaté ; la portion rétrécie correspond à l'ouverture du

(1) Barnes. Leçons sur les opér. obst., p. 899.

col, le renflement inférieur sera placé immédiatement au-dessous de l'orifice interne. Barnes emploie des ballons de différent volume, jusqu'à ce qu'il ait obtenu une dilatation suffisante pour que le fœtus puisse passer ou du moins pour que l'opérateur puisse intervenir.

Nous avons déjà dit, à propos de la pathogénie, que nous considérions la manœuvre du décollement faite par Barnes, comme impossible à cause de l'allongement de la zone dangereuse, sous l'influence du travail. Nous ajouterons qu'elle est très compliquée ; nécessite une série d'instruments, difficiles parfois à se procurer dans les circonstances où l'on se trouve, quand on est appelé auprès d'une femme qui a une hémorrhagie foudroyante. En outre, comme tout sac ou tube en caoutchouc est très altérable, et cela sous l'influence des changements de température, il est à craindre que, même en supposant que l'on ait des dilatateurs de Barnes à sa disposition, il n'arrive, au moment où l'on désire s'en servir, un petit accident, la rupture de la poche. On est alors obligé de recourir immédiatement au procédé réellement pratique, le tampon.

Par conséquent, malgré les succès incontestables publiés dans les « *Obstetrical transactions,* » nous ne pouvons accepter ce mode de traitement, comme supérieur au procédé employé chaque jour en France. Du reste, l'introduction du dilatateur de Barnes ne semble pas déjà si simple, puisque Fritsch croit que l'appareil de Barnes ne peut jamais être placé comme le croit cet auteur. J'ajoute qu'on a cité des cas dans lesquels on a été obligé pour l'appliquer, de chloroformer la malade, (Hüter, Macdonald). Dans une autre observation publiée par Gaillard Thomas, l'introduction dans le col fut si difficile qu'elle réclama l'emploi d'une certaine force.

L'action directe qu'il peut produire sur la partie fœtale

qui se présente, mérite d'être notée. Gaillard Thomas rapporte, en effet, un cas dans lequel, après avoir constaté une tête première, il vit à la suite d'une application du dilatateur de Barnes pendant quatre heures, la présentation du sommet se changer en présentation du siège. Enfin, certains auteurs, tels que Holst, Kiwisch, Schröder, lui reprochent de transformer l'hémorrhagie externe en hémorrhagie interne. Kühn et Braun, tout en acceptant la possibilité de cette dernière complication, croient qu'on l'a beaucoup exagérée.

De la perforation du placenta. — La perforation du placenta est une des méthodes les plus anciennes. Elle a eu, on peut le dire, autant de partisans que de contradicteurs. Elle ne convient, comme on doit le supposer, que dans les cas où la dilatation de l'orifice étant à peu près complète, l'insertion sur le segment inférieur est centrale ou du moins assez considérable. L'un des motifs pour lesquels elle a entraîné des conséquences fatales bien souvent, est, sans aucun doute, son emploi malencontreux. Les uns ont préconisé la perforation de la masse placentaire sans aucune espèce de distinction, soit avec le doigt ou la main, soit avec un instrument piquant, le trois-quart par exemple. Nous repoussons d'emblée la perforation faite de cette dernière façon, car on ne sait pas quelle est l'épaisseur du point placentaire sur lequel on agit, et, au moment où l'on applique l'instrument, une contraction violente peut survenir, tromper par conséquent l'opérateur le plus habile, et l'exposer à blesser la partie du fœtus, qui se présente; ce qui peut avoir des inconvénients très sérieux dans le cas où on a affaire à une présentation du sommet. On devra donc se servir de préférence d'un doigt avec lequel on essaiera, comme le conseille M. Depaul, d'aller à la recherche d'un sillon intercotylédonnaire, et perforer sur ce point. De la sorte, on aura plusieurs avantages: on arrive plus vite au but et on évite une trop grande hémorrhagie qui aurait des conséquences fâcheuses pour la mère et pour l'enfant. Mais il est des cas où la perforation avec le doigt sera impossible. Rigby en cite plusieurs observations. C'est principalement quand la masse placentaire est très épaisse partout et qu'il est impossible de tomber sur une portion mince et membraneuse. Dans ce cas là seulement, on arrivera beaucoup plus vite à détacher la petite lèvre du placenta d'avec la paroi utérine et on atteindra plus vite les membranes, qu'à travers le placenta. Les auteurs allemands admettent pour la plupart que, dans les cas de perforation centrale, l'hémorrhagie est toujours importante et quelquefois peut être même mortelle pour la mère et pour l'enfant, puisque, dans le placenta prævia central, l'insertion du cordon se faisant au centre, celui-ci peut être déchiré par l'opérateur, et qu'en outre, c'est la partie la plus épaisse et par conséquent la plus vasculaire que l'on devra perforer. De plus il ne faut pas perdre de vue que, lorsque la dilatation est à peu près complète, le placenta n'est pas uni fortement sur ses bords avec les parois de l'utérus : aussi les tentatives de perforation centrale sur un point trop résistant peuvent-elles amener une dilacération des nombreux vaisseaux utéro-placentaires qui ont déja été plus ou moins tiraillés soit par le fait de la rétraction utérine, soit par la progression de la partie fœtale. Muller a réuni 41 observations, dans lesquelles la manœuvre dont nous venons de parler a été employée.

Sur 41 cas, il est arrivé aux résultats suivants :

Mères, 41.		Enfants, 41.	
Mortes, 27.	Vivantes, 14.	Morts, 19.	Vivants, 14.

Le sort n'est pas indiqué pour les 8 enfants qui restent.

Si nous considérons les 8 derniers comme morts, ce qui est probable, nous avons une mortalité pour la mère de 34, 1 0/0; pour les enfants, de 65, 8 0/0. Or, ajoute le même auteur, cette mortalité comprend 5, 5 0/0 de plus pour les enfants, et 4, 1 0/0 de plus pour les mères que dans le procédé du détachement partiel du placenta.

Forceps. — Le forceps trouve son indication dans les cas d'insertion vicieuse du placenta, toutes les fois qu'il y a présentation du sommet ou qu'on a pu au moyen de la version par manœuvres externes, transformer en présentation de la tête, une présentation du siège, ou du tronc. L'application ne devra être tentée que quand le col sera assez dilatable pour permettre l'introduction facile des branches de l'instrument et le passage du fœtus. Du reste, les indications de forceps sont ici ce qu'elles sont ailleurs. Il devra être employé quand la mère n'a plus de force, que l'accouchement traîne en longueur, qu'il existe des hémorrhagies inquiétantes, ou que le fœtus souffre. Certains auteurs veulent en restreindre l'application seulement dans les cas de placenta latéral. Cependant M. Depaul n'hésite pas, dans le cas de placenta central avec présentation du sommet, à perforer le placenta et à travers l'ouverture ainsi pratiquée, à aller saisir avec les cuillers de l'instrument, la tête qui se présente. Au moment de son application, il sera bon de faire maintenir solidement la tête par un aide, car dans ce dernier cas, le plus souvent, l'extrémité céphalique étant située au-dessus du détroit supérieur, d'un autre côté, l'opérateur n'étant pas maître de ses mouvements à travers l'ouverture pratiquée, on s'exposerait à faire une manœuvre infructueuse. Or, il ne faut pas perdre de vue, que, dans ces faits-là, tout en n'agissant pas avec une rapidité extrême, il faut cependant ne pas perdre de temps, car les vaisseaux déchirés par l'ouverture pratiquée fournissent quelquefois un écoulement abondant. Dans les cas où le col n'est pas dilatable, où la rigidité a résisté malgré le tamponnement, et où il y aura indication formelle à terminer l'accouchement, on pourra, à l'exemple de Paul Dubois, du professeur Depaul, de Ritgen, faire avant l'application des branches de l'instrument, quelques petites incisions superficielles sur tout le pourtour de l'orifice. Toutes les fois qu'il y aura présentation du sommet franche, on devra appliquer le forceps, car l'accouchement est plus rapide et moins dangereux pour la mère et pour l'enfant. Quant à l'avantage que Kratz attend de la compression exercée par les cuillers du forceps pour arrêter l'hémorrhagie, il nous semble beaucoup plus rationnel de l'attribuer à la tête du fœtus dont les surfaces sont beaucoup plus aptes à agir sur les parties ambiantes.

Quelques accoucheurs ont voulu appliquer le forceps avant que la dilatation fût complète, dans un cas de placenta prævia latéral. Depuis quelques années le Dr Eshelman emploie, en général, le forceps, qui lui sert à la fois à arrêter l'hémorrhagie, à dilater l'orifice utérin et à extraire le fœtus. Dans la grande majorité des cas, dit-il, on trouve un bord libre du placenta, surtout à la suite d'une hémorrhagie l'orifice est dilatable au point d'admettre deux doigts. Rien ne s'oppose, par conséquent, à l'introduction d'un forceps de petit calibre. Lorsque la tête est saisie, on peut exercer une pression suffisante sur le pourtour du col, et cette manœuvre suffit pour dilater l'orifice. De plus, l'extraction de l'enfant devient alors facile et rapide, et c'est de cette rapidité que dépend la vie de la mère et de l'enfant. Ces quelques réflexions sont accompagnées de l'observation suivante :

Observation XI.

La femme avait été extrêmement épuisée par des hémorrhagies multiples, et rappelée à grand peine à la vie par des stimulants à haute dose. On lui administra une quantité assez considérable de seigle ergoté immédiatement avant l'opération, et on ne pratiqua pas l'anesthésie, crainte d'accident. Une pression égale et douce fut exercée par un aide sur l'abdomen pendant que l'opérateur introduisait un, puis deux doigts dans l'orifice. Le spéculum forceps fut introduit dans le col, puis dans la fissure qui existait dans le placenta; ensuite par un mouvement de torsion, on le fit pénétrer dans la poche amniotique. Ses manches furent écartés de façon à produire une solution de continuité d'environ deux pouces dans le placenta. Le forceps obstétrical fut ensuite introduit avec facilité et appliqué, comme d'ordinaire. L'extraction n'offrit rien de particulier. L'enfant avait 7 mois 1/2.

Quels que puissent être les résultats obtenus par cette dernière méthode, nous la considérons comme très dangereuse : ce n'est après tout qu'un accouchement forcé qui expose aux déchirures du col, aux lacérations de l'utérus, aux hémorrhagies violentes, immédiates et, en outre, à toutes les complications des suites de couches pathologiques.

Observation XII.

Insertion vicieuse du placenta. — Procidence du cordon. — Mort de l'enfant. — Présentation du sommet en OIDP. — Application de forceps. — Guérison. (Observation inédite, communiquée par M. Budin.)

Le 29 septembre 1879, un peu après 8 heures du soir, on

apportait à l'hôpital des cliniques la nommée L. Pl..., âgée de 40 ans, cuisinière. Cette femme était déjà accouchée deux fois sans difficulté. Les dernières règles étaient apparues le 1er janvier 1879. Elle avait été bien portante pendant toute sa grossesse, lorsque le 21 septembre dans la journée, elle perdit une quantité de sang assez notable. Après avoir gardé le repos pendant quelques heures, elle se remit à son travail.

Le 27 septembre, à 10 heures du matin, elle perdit une certaine quantité de liquide amniotique. Bientôt après, l'écoulement du liquide amniotique s'est accompagné de la sortie d'une certaine quantité de sang. Pendant toute la journée du 27 et pendant celle du 28, il y eut un suintement sanguin plutôt qu'une véritable hémorrhagie.

Le 29, à 4 heures du matin, les douleurs apparurent, elles persistèrent pendant la journée, et en même temps l'écoulement sanguin devenait de plus en plus abondant. La sage-femme, inquiète, fit demander un médecin qui ne crut pas à l'existence d'une présentation du sommet et conseilla d'envoyer la femme à l'hôpital. Au moment de son entrée, un peu après 8 heures du soir, la sage-femme en chef constata que la dilatation de l'orifice utérin n'était pas complète, mais les bords de l'orifice étaient souples et dilatables. Le cordon faisait procidence dans le vagin. Il y avait deux anses volumineuses distinctes et animées, assura-t-elle, de battements forts et réguliers. On sentait en même temps un cotylédon placentaire détaché et qui faisait saillie entre la tête et les bords de l'orifice utérin. On m'envoya chercher en toute hâte. A mon arrivée, je constatai par la palpation une présentation du sommet. Le dos était dirigé en arrière et à droite. L'auscultation faite rapidement ne me permit pas d'entendre les bruits du cœur. Au toucher, je constatai ce qui m'avait été annoncé ; mais je ne sentis point les battements du cordon. Cependant, un moment le cordon étant placé entre l'index et le médius, je crus percevoir quelques battements très faibles et très espacés. La femme fut immédiatement placée en travers. Les caillots qui étaient dans le vagin furent enlevés. Une application de forceps fut faite. La branche gauche fut introduite la première et laissée à gauche et en arrière, la droite fut placée la seconde et ramenée à droite et en avant. On articula, on s'assura que le cordon n'avait pas été saisi entre les cuillères et la tête; des tractions furent faites qui firent descendre la sphère céphalique sur le plancher périnéal. On imprima alors au forceps un mouvement de rotation à l'aide duquel on ramena l'occiput à droite et transversalement, puis à droite et en avant, et enfin sous la symphyse pubienne. La tête fut ensuite dégagée et le tronc extrait. A 8 h. 30 tout était terminé.

L'enfant était mort; du sexe masculin, il pesait 3,840 gr. On ne constata pas le moindre battement du cœur; malgré une insufflation prolongée il fut impossible de le ranimer.

La délivrance fut naturelle : pas d'hémorrhagie consécutive à l'accouchement.

En examinant l'arrière-faix, on constata que le placenta avait une forme ovoïde : au niveau de la petite portion de l'ovoïde, l'épaisseur du tissu placentaire était moindre. Deux cotylédons étaient à moitié séparés du reste de l'organe, infiltrés de sang et de caillots. Les membranes s'étaient rompues exactement sur les bords du placenta.

Les suites de couches furent normales. La femme sortit guérie le 10 octobre 1879.

De la Version dans les cas de placenta prævia. — Nous avons insisté à propos du traitement préventif du placenta prævia sur la nécessité de faire la version par manœuvres externes et de suivre la méthode préconisée par Ritgen et par Wigand ; nous n'y reviendrons pas ici. Nous n'entrerons pas non plus dans les détails du manuel opératoire de la version en général : nous ne nous occuperons que du cas particulier.

On ne devra jamais faire pénétrer de force la main dans l'utérus. Il faudra par conséquent attendre que la dilatation du col soit assez considérable pour pouvoir laisser passer la main de l'opérateur et le fœtus. Dans le cas d'insertion centrale, certains auteurs préconisent le procédé qui consiste à passer à travers le placenta et, en particulier, à suivre autant que possible les portions membraneuses, c'est-à-dire les sillons intercotylédonaires (*Depaul*). Nous en avons vu les raisons à propos du forceps. D'autres conseillent d'introduire la main à plat entre la paroi utérine et la surface placentaire, de décoller ainsi les adhérences utéro-placentaires jusqu'au moment où, arrivé un peu au-dessus du niveau du bord supérieur du placenta, on puisse perforer les membranes, pénétrer ainsi directement dans l'œuf et aller à la recherche d'un pied (*Peu*). Une des contre-indications à ce procédé opératoire est la contraction convulsive du col au moment où l'on cherche à faire pénétrer la main. Aussi sera-t-il très utile, sinon nécessaire d'administrer le chloroforme. Mais alors il faut attendre que l'anesthésie soit poussée jusqu'à la période chirurgicale, c'est-à-dire la résolution complète. Si, au lieu d'avoir affaire à un placenta central, comme nous venons de le supposer, nous nous trouvions en face d'un placenta marginal ou d'un placenta latéral, quelle main faudrait-il introduire dans la cavité utérine? Suivant que les observateurs ont constaté plus souvent la petite portion du placenta à droite ou à gauche, leurs conseils varient. Ceux qui l'ont trouvée le plus souvent à droite, Siebold, Scanzoni, Wegscheider recommandent la main gauche, tandis que Braun, Lumpe conseillent la main droite. On voit par là qu'il est difficile de tirer une conclusion certaine. Aussi Spiegelberg n'hésite-t-il pas à dire que le choix de la main est assez indifférent. Car il arrive rarement que la petite lèvre se trouve là où elle est diagnostiquée par à peu près. Il vaut mieux en effet reconnaître par la palpation, avant d'introduire la main dans la cavité utérine, la présentation, la position du fœtus ; cela fait, on va directement au fond de l'utérus du côté où doivent se trouver les pieds, par le diagnostic que l'on a formulé. Il est absolument inutile, comme le veut Ritgen, d'aller à la recherche des deux pieds. Un seul suffit et même est préférable, car de la sorte on agit plus rapidement, en outre on évite pour plus tard la compression du cordon, et comme la partie fœtale devient de plus en plus volumineuse, elle obture de plus en plus les orifices béants des vaisseaux déchirés. L'extraction de l'enfant variera comme durée, d'une part avec l'état de l'enfant, d'autre part avec celui de la mère et le degré de dilatabilité de l'ouverture. Dans l'extraction de l'enfant, il est bon de surveiller les contractions de l'utérus, pour agir en conséquence. Pour favoriser la rétraction de l'utérus, il sera très utile de faire comprimer l'utérus par un aide, mais se bien garder de tirer trop rapidement. On serait exposé à voir la tête saisie au niveau du cou par le col qui se contracte souvent avec une violence extraordinaire, et dans le cas où l'extraction du fœtus serait trop rapide, à voir l'accouchée succomber par syncope ou par choc. Si maintenant nous consultons les différentes statistiques publiées sur ce sujet, nous trouvons (1):

(1) Müller, loc. cit.

AUTEURS	NOMBRE DE FEMMES TRAITÉES PAR LA VERSION	NOMBRE DE MORTS
Mauriceau,	14	1
Portal,	12	1
Giffard,	18	5
Smellie,	8	3
Rigby,	35	9
Clarke et Collins,	8	4
Busch,	5	2
Schweighauser,	46	11
Mme Lachapelle,	13	6
S. Ramsbotham,	86	40
F. Ramsbotham,	96	37
Lever,	30	7
Lee,	28	10
Wilson,	22	8
Harding,	3	2
Jakson,	1	1
Thompson,	1	1
Roberts	2	2
Storer,	1	1
Stanks,	1	1
R, Thomas,	2	2
Trask,	429	104
Total.	860	258

Soit une mortalité de 1 contre 3,33 ou 30 0/0. D'après Sickel dans 3476 versions podaliques sans complication de placenta prævia, 242 mères moururent, c'est-à-dire 1 sur 11 ou bien 8,3 0/0. Il y a donc entre les deux opérations la différence de 8,3 à 30. Sur 416 cas où le sort de l'enfant fut noté, il mourut pendant ou aussitôt après la version dans le cas de placenta prævia, 250 enfants ou 60,3 0/0. Tandis que dans les versions ordinaires on a noté :

Schworer.	sur	183	versions	93	morts.
Ricke	—	3120	—	1652	—
Gottschaek	—	3851	—	1752	—
Sickel	—	3756	—	2056	—
		10910		5653	
			ou 51	8 0/0	

Nous faisons suivre ces résultats généraux d'une observation d'autant plus intéressante, qu'elle est complexe : nous ferons simplement remarquer que l'accouchement prématuré fut provoqué, non à cause de l'insertion vicieuse qui était méconnue au moment de l'intervention, mais à cause du rétrécissement du bassin. Il est évident que la mort du fœtus doit être attribuée, comme le montre du reste l'autopsie, à l'asphyxie, conséquence de la procidence du cordon.

Observation XIII.

Rétrécissement du bassin. Accouchement prématuré artificiel. Insertion vicieuse du placenta. Placenta en raquette. Au moment de la rupture des membranes, procidence du cordon. Mort de l'enfant. Version pelvienne. Manœuvres pour l'extraction. Guérison de la mère. (Observation inédite, communiquée par M. Budin.)

Le 5 avril, 1880 entre à l'hôpital des cliniques, la nommée Marie Mot..., âgée de 22 ans, journalière. Enceinte pour la seconde fois ; son premier accouchement a eu lieu le 17 mars 1879. M. le Professeur Depaul, après un travail qui avait duré plusieurs jours, a dû faire une application de forceps. L'enfant n'a pas survécu. On avait constaté l'existence d'un rétrécissement du bassin. Cette femme s'était présentée dans le courant du mois de mars 1880 à l'hôpital. Elle n'a pu à ce moment dire à quelle époque elle était devenue enceinte.

Comme l'enfant était très mobile dans l'utérus et paraissait peu volumineux, on conseilla à Marie M... de se présenter de nouveau le 1er avril. Quelques jours après cette date, elle arriva à l'hôpital et assura alors qu'elle était certaine de la dernière époque de ses règles qui auraient eu lieu du 18 au 21 juillet. Malgré cette assertion, comme l'enfant était toujours mobile et peu volumineux, M. le Professeur Depaul résolut d'attendre jusqu'au 15 avril pour provoquer l'accouchement prématuré. Par la palpation on trouvait le plus habituellement la tête en haut au niveau du fond de l'utérus. Elle se portait tantôt à droite, tantôt à gauche. Vers le 10 avril, le fœtus ayant exécuté des mouvements assez étendus, la tête vint se mettre en rapport avec la fosse iliaque gauche et resta toujours très mobile. Au toucher, le diamètre promonto-sous-pubien mesurait 9 cent. 5 environ : l'angle sacro-vertébral était très élevé : le diamètre minimum mesuré avec l'instrument de M. Crouzat fut évalué à 81 millimètres. Le 15 avril, M. le Professeur Depaul fixe la tête au niveau du détroit supérieur à l'aide de deux tampons de ouate placés de chaque côté de l'utérus et d'un bandage de corps assez fortement serré.

Un cône d'éponge préparée est introduit dans le col de l'utérus à 8 h. 45 matin et une éponge mise dans le vagin est destinée à maintenir la première en place.

Le même jour, 15 avril, à 2 heures du soir, quelques douleurs apparaissent : elles continuent pendant la soirée et la nuit, reviennent toutes les cinq minutes.

Le 16 avril, à 8 heures 30 matin, M. Depaul enlève l'éponge qui est dans le vagin, et celle qui est dans le col. Ces éponges exhalaient une odeur excessivement fétide, et il s'écoula un liquide gris brunâtre qui infectait la salle. Au toucher, on trouve que le col est dilaté artificiellement ; son orifice a 5 centimètres de diamètre environ. Mais dans son ensemble le col a conservé une certaine longueur ; le doigt arrive sur les membranes qui sont rugueuses et épaisses au voisinage de l'orifice utérin. Pendant toute la matinée, les douleurs continuèrent et il s'écoula par les organes génitaux externes une notable quantité de sang pur. A midi, les douleurs s'arrêtèrent.

A 5 heures 45, en examinant la femme, on trouva que l'orifice utérin était très peu ouvert, le col s'était fermé; le doigt pouvait cependant facilement traverser l'orifice.

A 6 heures, les douleurs reparaissent vives, fréquentes, séparées par un intervalle de quatre à cinq minutes. La dilatation se fait rapidement et à 9 heures 15 elle est complète. A 9 heures 30, la sage-femme en chef rompt les membranes. Une assez notable quantité de liquide s'écoule, mais en même temps une anse volumineuse du cordon descend dans la cavité vaginale. On envoie prévenir M. le professeur Depaul en même temps qu'on m'envoie chercher. J'arrive à 10 heures 40. Au toucher, je constate l'existence d'une anse du cordon dans le vagin mais les battements sont très faibles et très lents, une contracture très forte arrive, qui comprime le cordon. Les battements cessent pendant ce temps. J'essaie alors, mais en vain de soulever la tête qui se présentait en O. I. G. pour empêcher cette compression.

Après la douleur, je ne sens revenir les battements qu'au bout d'un certain temps : ils sont alors très faibles et à peine perceptibles. La tête ne s'engage nullement à travers le détroit supérieur. Pendant que je me livrais à cet examen, on annonce que M. le professeur Depaul ne pourra venir. Je fais immédiatement placer la femme en travers : du chloroforme est administré, qui en quelques instants détermine une anesthésie presque complète. L'auscultation pratiquée à ce moment ne permet pas d'entendre les bruits du cœur fœtal. J'introduis la main droite dans la cavité utérine pour faire la version. Je prends le cordon au passage, je refoule la tête. Le cordon est entraîné jusqu'au niveau du fond de l'organe et je saisis un pied en haut et à droite. Sous l'influence d'une traction l'évolution s'accomplit rapidement : l'extraction du tronc est faite : le bras droit est facilement amené au dehors, et je suis obligé de défléchir le bras gauche relevé; mais la tête reste arrêtée au niveau du détroit supérieur ; elle se place transversalement, la face tournée du côté gauche: elle est défléchie ; une traction exercée montre que la tête résiste et ne s'engage pas. La main gauche saisit les pieds et soulève fortement le tronc, la main droite est introduite en arrière dans le vagin et je vais placer deux doigts dans la cavité buccale. Je puis alors fléchir fortement la tête qui commence à s'engager et reste ensuite fixée. Pendant que j'essaie des tractions sur le maxillaire inférieur, je mets deux doigts en fourche sur le cou, et j'appuie d'avant en arrière pour faire basculer la tête autour du promontoire, mais cette manœuvre est difficile, mes doigts glissent et n'ont aucun point d'appui solide.

J'ai recours alors à un autre procédé. L'index et le médius de la main gauche, sont placés l'un à gauche, l'autre à droite du cou, à cheval sur les épaules. En même temps que j'exerce ainsi des tractions sur le cou, tractions qui sont combinées avec celles exercées sur le maxillaire inférieur, j'appuie avec ma main gauche sur le cou d'avant en arrière. A la traction exercée sur le cou, j'imprime donc à la base du crâne un mouvement de bascule et je sens la tête s'engager dans l'excavation. Aucune expression n'a donc été faite sur la paroi abdominale. En somme, le passage de la tête ainsi fléchie ne présenta par grande dificulté; l'enfant a été rapidement amené au dehors ; il ne s'est pas écoulé plus d'une minute et demie entre le moment où la main fut introduite dans la cavité utérine et celui où l'extraction fut terminée.

L'enfant ne respirait pas : cependant on constata quelques petits mouvements musculaires. De nombreuses manœuvres furent faites pour le ranimer, frictions sur les différentes parties du corps, flagellations, enlèvement des mucosités contenues dans la bouche, aspiration des mucosités et des matières contenues dans les bronches, insufflation, bains chauds, mouvements imprimés au bras, etc. Quelques mouvements respiratoires spontanés surviennent, mais ils sont très faibles; les battements du cœur persistent; l'enfant est enveloppé de linges chauds. Après 40 minutes, malgré tous mes efforts, la respiration ne s'établit pas, les quelques mouvements inspirations qui étaient survenus ne se reproduisent plus; les battements du cœur se ralentissent et finissent par disparaître.

L'enfant succombe. Il était du sexe masculin et pesait 2170 grammes: il avait une longueur totale de 46 centimétres. Les diamètres de la tête fœtale étaient les suivants :

O.M = 12c 1. Maximum = 12c. 8 O.F = 11 c. S occ.bregm = 9c.

Bi-pariétal = 9 c. Bi-Temporal = 8 c. Bi-Mastoïdien = 7 c. 8.

La délivrance fut naturelle.

A l'autopsie, on n'a trouvé aucune lésion du côté du crâne, ni du côté de son contenu : il existait des taches ecchymotiques sur le péricarde et sur les plèvres. En examinant l'arrière-faix, on voit que le placenta avait une forme ovoïde et en raquette. Le cordon venait s'insérer sur le bord et au même point les membranes étaient rompues. Le reste des membranes formait un grand lambeau et constituait une grande poche. Sur le bord du placenta, au niveau duquel les membranes s'étaient rompues, on voyait quelques caillots rouges et adhérents. Les suites de couches furent normales.

Nous ne saurions abandonner le chapitre de la version sans nous arrêter à un procédé particulier connu sous le nom de procédé de Braxton Hicks, ou version externe et interne combinées, version bipolaire. Parmi les indications de cette opération nous trouvons en effet dans Barnes celle de : « Certains cas dans lesquels une dangereuse complication, telle qu'une hémorrhagie accidentelle ou causée par une insertion vicieuse est à craindre ou existe déjà, et exige la terminaison rapide de l'accouchement ». Nous n'étudierons pas les conditions nécessaires ou favorables à la version podalique spontanée. R. Lee (Clinical midwifery) rapporte plusieurs observations de placenta prævia dans lesquels, à l'aide d'un ou deux doigts introduits dans le col, dont le peu de dilatation ne permettait pas l'introduction de la main, il réussit à convertir en présentation du siège, une présentation de l'épaule ou du sommet. Il arrivait à ce résultat en repoussant peu à peu la partie fœtale sur l'un des côtés du bassin jusqu'à qu'il pût saisir un pied et l'attirer au dehors. Dans cette méthode se trouve indiqué un des éléments de celle que Braxton Hicks proposait en 1860, sous le nom de « Combined external and internal Version. » Appliqué aux cas dans lesquels il y a insertion vicieuse, ce procédé consiste à saisir un pied de l'enfant dès que la dilatation permet l'introduction de deux doigts dans le col, à perforer les membranes et à tirer en bas sur le membre inférieur du fœtus, sans cependant employer la force. On obtient ainsi, disent les partisans de cette méthode, un tampon conique qui va s'élargissant de bas en haut jusqu'au niveau du siège, et on laisse l'accouchement se terminer tout seul sous l'influence des contractions utérines.

L'hémorrhagie est ainsi arrêtée, et pendant le temps de la descente de la partie fœtale à travers le col on peut relever les forces de la malade. Dans 10 cas publiés par Braxton Hicks : 6 enfants sont morts, 4 vécurent; 8 mères furent sauvées, 2 sont mortes. Quels que soient les résultats, nous ne pouvons accepter cette méthode, car nous lui reprocherons d'être très compliquée et très difficile, parfois même impossible à cause du volume de l'enfant, de la résistance occasionnée par suite de la rigidité des parois abdominales chez certaines femmes, ou à cause du peu de liquide amniotique, ou de son absence complète s'il y a eu au préalable rupture des membranes.

Pöppel, dans un cas, a cherché vainement à employer ce procédé : la tête première ne put être déplacée au-dessus du détroit qu'avec un certaine force. « Je pouvais, dit-il, plusieurs fois rejeter la tête à gauche de façon à ne plus la sentir, mais la pression externe ne pouvait faire descendre le siège : l'accouchement forcé fut nécessaire.

De son côté, le Dr Kücher (1), quoique partisan de cette méthode, ne cache pas que dans la science il existe beaucoup de cas dans lesquels on l'a essayée et où on a

(1) Kucher. — Vienner medical Presse, 1880.

échoué. Lui-même a eu l'occasion d'observer deux faits semblables que nous donnons en résumé.

Observation XIV.

Femme en travail. Depuis trois heures, douleurs, écoulement des eaux. L'orifice laisse pénétrer deux doigts. Main gauche dans le vagin, tête à gauche en haut, siège à droite en bas dans la fosse iliaque. Douleurs violentes. Fœtus fortement serré par l'utérus. Manœuvres externes et internes combinées ne peuvent modifier la position. Chloroforme. Tentatives nouvelles sans résultat aucun. Pas le moindre dérangement du fœtus.

Observation XV.

Rupture de la poche artificielle. L'orifice laissant passer avec peine trois doigts, très tendu. Douleurs fortes, très fortes. Hémorrhagie considérable. Fœtus de 7 mois, macéré. Première présentation du tronc en première position. Placenta descendant par un de ses bords jusque dans le col. Version de Braxton Hicks impossible par suite des violentes contractions de l'utérus, même après l'administration du chloroforme. Pour arrêter l'hémorrhagie on fit la décapitation du fœtus, sans grande difficulté. Extraction du tronc par tractions sur un bras. La tête ne vint qu'une demi-heure après à cause de l'étroitesse de l'orifice et après administration de seigle ergoté. Le placenta suivit la tête.

Endométrite au 7me jour. La malade fut transférée dans un autre service à cause d'un érysipèle de la face.

Elle offre une série d'inconvénients pour l'enfant, tels que la compression du cordon au moment où le siège arrive au niveau du col, et les troubles circulatoires utero-placentaires. En outre ce procédé repose sur une base fausse, sur l'opinion erronée, suivant nous, que l'hémorrhagie provient de la partie supérieure du col et que pendant l'accouchement, la surface placentaire reste au même point qu'au début du travail, tandis qu'au contraire elle remonte en haut par suite de la rétraction. D'un autre côté, l'expérience démontre que le siège et, encore moins, une jambe, suffisent pour arrêter complètement une hémorrhagie dans les cas de placenta prævia. Fritsch dit en effet : « Après chaque version (procédé de Hicks) j'ai fait nettoyer, autant que possible, le siège de la femme et placer des linges propres ; j'ai pu me convaincre que, malgré l'opinion de Hicks, l'hémorrhagie continuait, ce qui me déterminait à faire l'extraction. »

Dans une observation de Braxton Hicks on peut se convaincre de l'inefficacité du tamponnement par un seul membre puisqu'il est dit : (Obs. VII, Kucher.) qu'on dût aller à la recherche du second pied, la première jambe ne suffisant pas pour arrêter l'hémorrhagie. Enfin nous ne croyons pas qu'on puisse impunément malaxer ainsi un utérus, sans s'exposer à déterminer un décollement du placenta s'il n'existe pas déjà, à l'augmenter s'il y a un commencement, et par là même à provoquer des hémorrhagies très graves auxquelles on sera obligé d'obvier par d'autres procédés.

Du reste, la condition essentielle pour que la partie fœtale, quelle qu'elle soit, puisse servir de tampon sur les orifices béants déchirés, c'est la contraction utérine, et non pas seulement l'emboîtement, si je puis m'exprimer ainsi, de la partie fœtale qui se présente, dans le segment inférieur de l'utérus. Cette assertion est amplement démontrée par une observation que rapporte le Dr Kucher.

Observation XVI.

Multipare, huit enfants. Deux heures et demie après la rupture de la poche l'hémorrhagie continue. Femme anémiée. Grossesse au commencement du 7me mois. Orifice large de 2 doigts. Fœtus en présentation du tronc : dans le col, main gauche procidente. A droite, lambeau placentaire détaché. La version de Braxton Hicks ne réussissant pas, je tirai sur la main procidente et j'attirai l'épaule dans le canal. L'hémorrhagie s'arrêta et après trois-quarts d'heure, le fœtus sortit par évolution spontanée sans autre perte de sang. La femme revint à elle et guérit.

Ce fait, unique peut-être dans la science, démontre qu'il n'est pas de règle sans exception. Là où la rupture des membranes, où la version bipolaire ont échoué, un procédé au moins hardi réussissant, grâce à la petitesse du fœtus, méritait d'être signalé.

Nous terminerons, pour être complet, par une méthode tout à fait exceptionnelle. Le docteur Kristeller veut que, dans les cas de placenta prævia, il soit parfois nécessaire de comprimer la partie fœtale qui se présente à travers les parois abdominales : c'est là une véritable expression fœtale, semblable à celle qui a été recommandée pour le placenta dans la délivrance faite par expression utérine ou méthode de Crede. L'auteur n'a expérimenté sa méthode que dans un cas. Il s'agissait d'un placenta prævia avec présentation oblique latérale de la tête. L'orifice avait cinq centimètres d'ouverture. Le colpeurynter ne pouvait donner que très peu d'espoir avec une présentation oblique et élevée. Après quinze pressions, il réussit, au bout de trois quarts d'heure, à pousser la tête dans l'orifice et dans le petit bassin : le col avait alors sept centimètres de diamètre environ. L'hémorrhagie s'arrêta. L'accouchement se fit spontanément. La mère guérit.

De semblables manœuvres n'ont nul besoin de commentaire.

Le procédé mis en usage par M. Schröder est une légère modification des méthodes dont nous venons de parler. Nous avons du reste déjà eu occasion d'étudier à propos de la rupture des membranes et de la pathogénie de l'hémorrhagie, les principes théoriques sur lesquels est basé son traitement. Il combine la rupture immédiate de la poche et le procédé de Braxton Hicks. Dans sa thèse inaugurale, E. Meissen a rassemblé les 24 cas de Hartkop et Pœssler, observés à la clinique obstétricale de Berlin. La proportion des mères guéries par la méthode de Schröder a été de 87,5 0/0 : quant aux enfants, elle a été de 53 0/0. De son côté, le Dr Kucher, dans le mémoire dont nous avons parlé, rapporte quelques observations personnelles desquelles il résulte que la rupture de la poche n'est pas un moyen sûr d'arrêter l'hémorrhagie ; nous sommes absolument de son avis, surtout quand on considère la façon dont il a procédé.

Observation XVII (Kucher) (1).

Une première hémorrhagie, apparaît le 25 octobre 1878, chez une femme qui avait eu deux grossesses normales antérieures, un avortement en mai 1877. Depuis quatre jours, hémorrhagie considérable sans aucune espèce de motif. Quelques douleurs. La grossesse est à terme. Deuxième présentation du sommet. *Tête haute et mobile*. Orifice large de deux doigts. A droite lambeau placentaire détaché dans le vagin. Pas de sang. Pas de dou-

(1) Loc. cit.

leurs. Le soir quelques faibles douleurs, on rompt la poche. Dans la nuit il sort un gros caillot : les douleurs s'arrêtent. Vers dix heures du matin, réapparition de l'hémorrhagie. On fait la version de Braxton Hicks avec facilité. Un pied est tiré en dehors de la vulve. La tête se sentait dans le fond de l'utérus, et jusqu'à 6 heures du soir, il ne sortit pas de sang. L'orifice était un peu plus dilaté, mais le pied n'était pas plus avancé. Douleurs faibles, très espacées. Fièvre. Pouls = 120. Quelques tractions lentes sur le pied. L'extraction fut faite sans difficulté. Enfant vivant à terme.

Placenta sort spontanément. Utérus bien contracté. Pas d'hémorrhagie. Endométrite. Mort le 14e jour de fièvre puerpérale.

OBSERVATION XVIII (Kucher).

Septipare. A huit mois de grossesse, rupture artificielle des membranes. Peu de temps après, forte hémorrhagie. Au bout de trois heures, contractions violentes de l'utérus. A l'examen, fait six heures après la rupture, je trouvai un orifice de deux doigts, *inextensible. Fœtus en position transversale.* A droite, lambeau placentaire détaché dans le vagin. L'hémorrhagie continuant, version de Braxton Hicks. Au bout d'une heure, un fœtus macéré de 8 mois sortit spontanément, sans que l'hémorrhagie eût reparu. Couches normales.

OBSERVATION XIX (Kucher).

Quartipare. Orifice laissant pénétrer à peine deux doigts. On rompt la poche des eaux. A gauche un bord du placenta dans l'orifice. Forte hémorrhagie. *Présentation du tronc.* Version de Braxton Hicks facile. La traction sur un pied arrête l'écoulement du sang, au bout d'une demi-heure. Expulsion de l'enfant, aidée de quelques tractions. Garçon asphixié de 9 mois. Mère guérit.

Observation XX (Kucher).

Tripare. Orifice permet l'introduction de deux doigts. Rupture de la poche. Bord placentaire jusqu'à l'orifice. *Présentation de l'épaule gauche.* Tête à droite. Hémorrhagie continue. Version de Braxton Hicks. On tire sur un pied, l'hémorrhagie s'arrête : le travail est abandonné à lui-même : après 4 heures, expulsion d'un fœtus macéré de 7 mois sans autre hémorrhagie. Mère guérit.

Observation XXI (Kucher).

Présentation du sommet. Bipare. Orifice laissant pénétrer un doigt. Poche rompue. Bord placentaire descendu. Hémorrhagie moyenne qui s'arrête bientôt sous l'influence de fortes douleurs. Sept heures après, accouchement spontané d'un enfant à terme vivant. Endométrite. Mort de fièvre puerpérale.

Dans l'obs. XVII, la tête était haute et mobile. Il n'y avait pas, par conséquent, engagement de la partie fœtale. De plus, le col était étroit et il n'y avait pas de douleurs, tous éléments essentiels à la rupture des membranes et qui manquaient, tandis que dans l'observation XXI, du même auteur, où il y avait présentation du sommet engagé, la rupture de la poche entraîna de fortes douleurs et avec elles l'arrêt de l'écoulement du sang.

Dans les autres faits, nous croyons que la présentation vicieuse est la seule cause pour laquelle l'hémorrhagie a continué. Aussi insistons-nous avec raison, à propos de la rupture des membranes, sur la nécessité d'une bonne présentation du fœtus, et nous rangeons-nous à l'avis des partisans de la version céphalique par manœuvres externes dans ce cas particulier.

Nous venons d'examiner en détail les principaux procédés suivis dans les différents pays, pour le traitement de l'hémorrhagie par insertion vicieuse du placenta. Il est temps que nous donnions les conclusions en harmonie avec ce que nous croyons être le plus avantageux pour la mère et pour l'enfant. Nous ne saurions nous dissimuler que le meilleur procédé dans la généralité des cas, peut être moins bon qu'un autre dans tel ou tel cas spécial. Il est incontestable, d'un autre côté, que les conditions varient suivant que l'on est appelé au début de l'hémorrhagie, ou, comme ce qui arrive le plus souvent dans nos hôpitaux, suivant qu'on se trouve en présence d'une femme exsangue chez laquelle un grand nombre de moyens ont déjà été mis en œuvre. Autant de malades, autant d'indications particulières. Cependant, on devra tenir un grand compte de l'état général, de la nature des contractions utérines, de la fréquence du pouls, des altérations de la physionomie en même temps que de la constitution de la malade.

Une indication spéciale et formelle est l'arrêt de l'hémorrhagie. Mais deux cas peuvent se présenter : si l'hémorrhagie est faible, s'en tenir au traitement par le repos, le décubitus horizontal, le siège et les cuisses élevées, l'application du froid, etc. Si l'hémorrhagie est grave, un seul moyen doit être mis en usage, le tampon tel que nous l'avons décrit. Peu importe, en effet, que le placenta soit central ou latéral : nous avons à traiter le symptôme hémorrhagie avant tout.

Telle est la conduite que l'on doit suivre dans les cas où le col n'est pas dilaté ou l'est peu. Mais n'oublions pas que nous devons nous inquiéter de la présentation et de la position du fœtus, et que notre première indication sera surtout dans les cas de présentation de l'épaule de faire la version céphalique par manœuvres externes, si cela est possible.

En agissant ainsi nous placerons la source de l'hémorrhagie entre deux tampons, un externe, l'autre interne qui ne sera autre que le pôle fœtal. Or, quelle partie du fœtus conviendrait mieux que l'extrémité céphalique ?

Mais si l'orifice a un certain degré de dilatation, que l'hémorrhagie soit peu abondante ou moyenne, et que les contractions soient ralenties, nous nous trouverons très bien de la rupture des membranes, qui accélère le travail et suspend l'hémorrhagie, comme nous l'avons indiqué plus haut (voir pages 88 et suiv.) surtout dans les cas de placenta latéral. Quelquefois ce procédé, dans les cas de placenta central, sera difficilement employé. Aussi préférerions-nous, dans ce dernier cas, si toutefois il y a hémorrhagie, pratiquer le tamponnement et attendre que la dilatation soit complète ou à peu près ; ce qui est assez difficile à reconnaître d'une façon précise, mais le plus souvent est indiqué par les douleurs fréquentes, les contractions plus fortes de l'organe qui, du reste, tend à se débarrasser du produit de conception et du tampon qui obstrue le passage.

Jusqu'à présent, nous ne nous sommes guère occupé que de la mère, et cela avec raison ; car, sauf les cas où le col est rigide et où le tampon ne réussit pas, nous n'interviendrons jamais avant dilatation suffisante, tant nous sommes peu partisan de l'accouchement forcé. Dans ce dernier cas, on pourrait, à l'exemple de M. Depaul, et seulement au bout de 24 à 36 heures de tamponnement renouvelé deux ou trois fois pendant cet intervalle, quand, d'un autre côté, l'état général de la mère fournit une donnée formelle, faire quelques petites incisions sur le col, ou appliquer la méthode de Barnes (dilatation graduelle), si on a sous la main ce qui est nécessaire.

Dans le cas d'hémorrhagie très-grave, où le placenta est central, et où l'enfant est mort, nous pouvons imiter la conduite de MM. Pajot et Bailly : attendre que la femme accouche à la fois du tampon et de l'enfant, si la femme peut le supporter et que les contractions de l'utérus soient assez énergiques.

Si l'enfant est vivant, il faudra, *immédiatement* après l'enlèvement du tampon, pratiquer le toucher, s'enquérir de l'état du col, de la position du placenta, de son siège précis, de la présentation, de la position du fœtus, et suivant les cas terminer l'accouchement par le forceps, si le sommet est engagé; par la version, si la tête est mobile au-dessus du détroit supérieur, ou s'il y a présentation du tronc; par l'extraction simple, s'il y a présentation du siège.

Le chloroforme sera administré toutes les fois qu'on le pourra, mais si la femme a déjà eu des hémorrhagies considérables, si elle est profondément affaiblie, il sera contre-indiqué, car on pourrait déterminer une syncope mortelle. Une autre grande précaution à prendre est de ne pas enlever trop rapidement le fœtus, on s'exposerait à voir la femme succomber au choc, auquel, du reste, l'auraient préparée les hémorrhagies plus ou moins graves de la grossesse ou du travail.

Mais il ne faut pas perdre de vue qu'en dehors de l'accouchement tous les autres moyens ne sont que des moyens palliatifs. L'évacuation seule de l'utérus enlèvera le corps du délit et permettra la rétraction complète de l'organe qu'il aura déjà fallu provoquer par l'administration du seigle ergoté et par l'application d'un bandage de corps compressif.

Le plus souvent la délivrance se fera spontanément

et parfois le placenta pourra sortir en avant de la partie fœtale. Dans le cas contraire, on devra faire la délivrance artificielle le plus tôt possible, en ayant soin de malaxer ou de comprimer l'utérus par les parois abdominales. On se trouvera bien, dans ce cas, de la méthode de Crede.

3°. — Traitement après l'accouchement.

Le traitement de l'hémorrhagie due à une insertion vicieuse du placenta, quand l'œuf entier a été expulsé, diffère-t-il de celui mis en usage dans tous les cas d'hémorrhagie *post partum* ? N'y a-t-il pas une indication spéciale et ne devons-nous considérer cette complication que comme un accident dû à l'inertie utérine ? Nous avons tout lieu de croire qu'à côté de l'inertie générale de l'organe qui existe souvent dans de semblables conditions, il peut y avoir quelques écoulements de sang uniquement à cause de l'insertion du placenta sur la zone inférieure ou près du col. Il y aurait peut-être là un point à examiner au sujet du traitement local à appliquer sur les parties saignantes, malgré la rétraction du reste de l'organe. Car on ne doit pas oublier que, chez certaines malades déjà épuisées par les hémorrhagies de la grossesse et du travail, le plus petit suintement peut devenir mortel.

Dans cette dernière hypothèse, on devra user non seulement de tous les moyens capables d'entraîner la rétraction immédiate de l'organe, et de favoriser, par conséquent l'occlusion des vaisseaux béants, mais porter sur la plaie un tampon imbibé d'un styptique assez énergique, tel que du perchlorure de fer en solution.

Quant au traitement de l'hémorrhagie, bien des moyens ont été préconisés : l'*ergot de seigle*, administré pendant la dernière période du travail et immédiatement après la délivrance soit à l'intérieur, si la malade peut le supporter, soit en injections sous-cutanées sous forme d'*ergotine*, et l'application du *tampon* classique en le combinant avec la compression exercée sur l'utérus par les parois abdominales, constituent, pour nous, le procédé le plus rationnel et le plus clinique.

Cependant, on ne devra pas négliger certains autres moyens qui agissent par action réflexe en provoquant des contractions violentes de l'utérus, comme :

L'introduction de la main dans la cavité utérine ; *le froid*, sous forme de morceau de glace introduit dans l'utérus (Levret) ; de douches sur l'abdomen (Gooch, Collins) ; de flagellation avec une serviette mouillée ; *l'électricité* (Dorrington, Radfort, Barnes).

Il en sera de même de ceux qui ont une action directe : le *massage* de l'utérus, sa *compression* faite extérieurement au moyen d'un bandage de corps avec ou sans compresses (Barnes) ; le *tamponnement* intra-utérin, soit avec une *vessie de caoutchouc* remplie d'air (Diday) (1), soit avec un *double ballon* plein d'eau (Chassagny) (2); les *injections intra-utérines* d'eau froide glacée (Seyfert); d'une *solution de perchlorure de fer*, comme le veulent Kiwisch (3) et surtout Barnes. Ce dernier le considère comme hémostatique, anti-septique précieux, et, comme tel, le croit « utile préservatif contre la septicémie à laquelle sont si disposées les femmes, qui ont eu une insertion vicieuse du placenta. » L'*eau*

(1) Gaz. méd. de Lyon, 1880.

(2) Chassagny. France médicale, Paris, 1870.

(3) Beitrage Zur geb., 1846.

chaude à 38° 40° Réaumur, dont l'action hémostatique, réellement étonnante, a été employée avec succès, tour à tour, par Marion Sims et Whitwell de Boston, en 1874, et depuis par Hildebrandt Lombe Athill, est encore très recommandable.

On pourra, en outre, dans les cas d'hémorrhagie très grave, comprimer l'aorte, soit par l'utérus (Ploucquet, Loder's J. B., I, 1797), soit à travers les parois de l'abdomen (Baudelocque). Enfin, on donnera à la malade une situation telle que le peu de sang qui lui reste puisse arriver au cerveau et au cœur ; par conséquent, il sera nécessaire de mettre sa tête dans une position très déclive, et de faire un bandage des extrémités à la racine des membres. En même temps, on devra user largement d'un traitement réparateur à la fois du sang et des forces que la malade aura perdus avant, pendant et souvent après son accouchement. Aussi, faudra-t-il lui faire prendre des cordiaux, plus particulièrement chauds : thé, cognac, etc., mais en petite quantité, de façon à ne pas surprendre son estomac, s'exposer à provoquer des vomissements et l'entourer de bouteilles ou de linges chauds, aux pieds, aux jambes, sur les côtés, etc.

Parmi les procédés qui agissent dans le même sens et qui produisent parfois de véritables résurrections, se trouvent les injections sous-cutanées *d'éther* à doses fréquentes et répétées, comme les préconise Hecker (Osterloh en a employé jusqu'à 31 grammes en 24 heures), et mieux les injections alternatives *d'éther*, *d'alcool* et *d'ergotine*. (Chantreuil) (1).

Lorsque l'hémorrhagie a cédé à l'emploi des différents moyens que nous venons de passer en revue, la femme n'est pas encore sauvée, car souvent elle succombe dans

(1) France médicale, Paris, 1879.

les quelques heures ou dans les quelques jours qui suivent, malgré tous les efforts de l'accoucheur.

Une nouvelle opération s'impose à l'esprit du clinicien, opération qui fut à certaines époques l'objet d'un engouement blâmable, qui est aujourd'hui injustement délaissée et même vivement attaquée, nous voulons parler *de la transfusion du sang*. En effet, « n'est-il pas étrange, dit Barnes, que de nos jours où l'on regarde le sang comme si précieux, où l'on a presque complètement abandonné la saignée, où la crainte de perdre un demi-litre de sang peut faire renoncer trop souvent à une opération qui soulagerait la malade, une opération qui rend ce fluide vital à une malheureuse, mourant faute de sang, soit encore obligée de lutter pour trouver sa place dans l'obstétrique. »

Parmi les indications de cette merveilleuse opération, il n'en est pas de mieux établie que celle qui relève d'une hémorrhagie traumatique considérable. Or, à ce point de vue, les hémorrhagies gravidiques semblent être le terrain naturel de la transfusion. Si les observations accumulées montrent l'inutilité de ce mode de traitement dans les cas d'anémie essentielle ou liée à une affection générale grave, elles témoignent, au contraire, de véritables résurrections quand l'économie normale se trouve, pour ainsi dire, saignée à blanc.

La transfusion du sang, dans les cas de placenta prævia, a été pratiquée un certain nombre de fois. Parmi les 36 faits rapportés par Soden (1), on en trouve 10 dans lesquels ce mode de traitement fut mis en œuvre à la suite d'hémorrhagies liées à l'insertion vicieuse du placenta : ce sont les faits de Dieffenbach, Nélaton, Ritgen, Schneemann, Graaf, Waller, Lewen, Ashwell, Abile, Crosse.

(1) Med. chir. transact. XXXV, London, 1852.

Kühn fit deux fois la transfusion dans de semblables circonstances, mais sans succès, tandis que Martin (1) et Hass sauvèrent chacun leur malade, l'un avec du sang humain, l'autre avec du sang d'agneau.

Cependant, malgré les résultats heureux qu'elle a fournis, on fait tous les jours à la transfusion la plus vive opposition et les reproches formulés par ses adversaires semblent avoir, au premier abord, une grande valeur. On sait, en effet, que l'hémorrhagie est un accident qui compromet rapidement la vie et qu'il faut agir promptement pour sauver les malades. Aussi, ne peut-on songer à courir chez soi pour prendre un appareil plus ou moins compliqué et dont le fonctionnement réclame la présence d'un certain nombre d'aides expérimentés. De plus on ne trouve pas toujours une personne assez dévouée pour se laisser saigner ou assez maîtresse d'elle-même, pour ne pas tomber en syncope à la vue de son sang qu'elle offre volontiers. Enfin, la transfusion est une opération dangereuse, presque constamment suivie d'accès de fièvre violents et de troubles circulatoires considérables, parfois même d'embolies pulmonaires qui ont, en quelques instants, des conséquences fatales. Telles sont les objections principales faites à la transfusion et que nous nous sommes efforcé de reproduire sans essayer d'en atténuer la valeur. Nous allons tâcher d'y répondre et de montrer qu'il serait peut-être plus sage de chercher à perfectionner, à simplifier, à régler le mode de traitement, qu'à porter contre lui une condamnation sans appel.

Les idées que je crois devoir défendre ici, sont celles de mon père qui les a consignées en partie dans un mémoire publié dans l'*Union Médicale*, en 1878 (2) et qui peuvent

(1) Uber die transfusion by Blutungen, etc. Berlin, 1859.

(2) Union méd. de Paris, nos 42 et 45, avril, 1878.

se résumer dans la formule suivante : *Faire passer dans les veines des malades une quantité de sang, suffisante pour les sauver, à l'aide d'un appareil qu'on peut aisément porter avec soi et dont le fonctionnement est de la plus grande simplicité; mettre les malades à l'abri des accidents consécutifs et surtout des accès de fièvre violents auxquels nous faisions allusion plus haut.*

L'expérimentation sur les animaux et l'observation clinique ont démontré que les faibles doses de sang suffisent pour parer aux accidents d'une hémorrhagie profuse et que, d'autre part, l'injection de doses massives n'est pas sans danger. Ce fait absolument acquis à la science, permet dans le plus grand nombre des cas, de se servir de sang humain. On n'a plus à redouter pour le *donneur* les conséquences éloignées d'une anémie relative, car on peut ne lui emprunter qu'une quantité de sang à peu près insignifiante, et qui, cependant, sauvera la malade. Cette quantité de sang variera entre 10, 20, 30, 40, 50 grammes même, selon la durée de l'opération, comme nous allons le voir.

Il importe, en outre, comme nous le disions tout à l'heure, de trouver immédiatement une personne qui veuille bien se dévouer. Dans les accouchements qu'on peut appeler *légitimes*, le *donneur* est le plus souvent tout indiqué, c'est le mari : nous disons *le plus souvent*, car dans certaines circonstances, le mari, malgré tout le désir qu'il pourrait avoir de donner son sang pour sauver sa femme, ne remplit pas les conditions que le médecin doit exiger pour obéir au précepte « primum, non nocere. » Mais en l'absence du mari, il est rare qu'on ne rencontre pas autour de soi de ces dévouements qui ne demandent pas mieux que de s'affirmer : parents ou amis, avant même qu'on leur ait expliqué ce qu'on attend d'eux, sont prêts à tout, pour sauver celle qui leur est plus ou moins chère. Il peut arriver que la personne qui a généreusement offert son bras ne puisse se défendre d'une certaine émotion à la vue du sang qui s'écoule, et tombe en syncope. La syncope n'est rien, en soi ; mais le but qu'on se propose est absolument manqué, car le sang ne coule plus dans les vaisseaux du donneur et la malade s'éteint comme une lampe que quelques gouttes d'huile eussent ranimée.

Le procédé que nous allons décrire et qui a été mis en œuvre six fois par mon père, obvie, autant que possible, aux divers inconvénients que nous venons de signaler brièvement ; c'est la transfusion immédiate (faits inédits), de faibles doses de sang humain.

Voici tout d'abord l'*appareil*, si tant est qu'on puisse appeler ainsi un tube terminé à ses deux extrémités par une aiguille analogue à celles de l'aspirateur de Dieulafoy.

Les deux aiguilles sont de calibre différent : le diamètre de la plus grosse est de 1^{mm} 7, tandis que celui de la plus faible est de 1^{mm} seulement. Chacune de ces aiguilles est armée d'un embout destiné à s'articuler avec le tube.

Le tube qui relie les deux aiguilles est brisé. Il se compose d'une série de petits tubes en verre égaux ou inégaux en longueur, peu importe, polis à leurs extrémités et articulés entre eux par des raccords de caoutchouc vulcanisé. Au moment de l'opération, les tubes sont invaginés dans les raccords, reliés ainsi deux à deux et assez rapprochés pour rendre leurs lumières à peu près continues, sans nuire à la flexibilité de la totalité du conduit. Seuls les raccords fixés aux embouts des aiguilles doivent être longs de quelques centimètres.

Ce tube a le triple avantage : 1° de pouvoir toujours être tenu dans un état de propreté irréprochable et d'être purgé par des lavages phéniqués des microbes qui pourraient infecter l'organisme ; 2° d'offrir aux molécules sanguines une surface de glissement non moins unie que celle de la surface interne des vaisseaux; 3° de permettre, grâce à leur transparence, de constater le passage du sang d'une aiguille à l'autre. Tel est l'appareil dont se sert mon père ; je ne saurais comprendre dans la description certains objets absolument secondaires, comme une bande à saignée qu'on peut remplacer par une ligature quelconque, un écouvillon destiné au nettoyage des aiguilles.

Voyons maintenant comment avec un tube ainsi constitué se fait l'opération.

La malade doit être couchée sur un lit peu élevé de façon que son bras et celui du *donneur* puissent se trouver naturellement sur un plan incliné, favorable à la migration du sang emprunté.

Les veines étant généralement plus développées du côté droit que du côté gauche, c'est le membre supérieur droit qu'on doit prendre de préférence. Pour favoriser le gonflement de ces vaisseaux et faciliter l'introduction des aiguilles, il est bon de faire supporter un objet d'un certain poids dans la main droite des opérés. Ce conseil sera parfois difficile à suivre en ce qui concerne la malade, mais alors le médecin pourra, par des frictions méthodiques ou par tout autre moyen, favoriser le gonflement des veines et leur apparition sous la peau. Ces détails ne sont pas sans importance, surtout pour l'accoucheur qui se trouve en présence d'une femme dont les veines sont normalement moins développées que celles de l'homme et qui est souvent chargée d'embonpoint. En pareille circonstance, on n'a souvent pour se guider qu'un mince cordon, plus ou moins dur, difficile à atteindre.

La turgescence des veines obtenue, on place une ligature sur le bras de la malade aussi bien que sur celui du donneur, mais tandis que la première sera rapidement relâchée dès que la communication sera établie, la seconde restera en place tant que durera l'opération. L'application d'une ligature sur le bras de la malade, n'a d'autre but que de rendre les veines aussi apparentes que possible et de faciliter l'introduction de l'aiguille ; chez le *donneur*, elle augmente la tension intra-veineuse, de façon à remplacer le piston qu'on trouve dans le plupart des appareils qui servent à la transfusion médiate.

Tout étant ainsi disposé, l'aiguille la plus forte adaptée au tube articulé est introduite par l'opérateur dans la veine du *donneur* : le sang qui jaillit témoigne qu'il n'a pas été fait de fausse route. Une pince placée sur le premier raccord en caoutchouc interrompt immédiatement l'écoulement ; l'aiguille est maintenue en place par un aide ou *par le donneur lui-même.*

L'aiguille de petit calibre est ensuite introduite. Dès qu'on voit apparaître le sang à son extrémité libre, on enlève la pince placée sur le premier raccord, et on met alors en communication le tube et l'aiguille. Immédiatement on tire sur l'un des chefs de la bande à saignée placée sur le bras de la malade et la transfusion commence, grâce surtout à l'augmentation de tension dans les vaisseaux du *donneur.* Pour favoriser la migration du sang on doit placer dans la main de ce dernier un objet à comprimer.

La communication entre les deux bras durera pendant une, deux, trois minutes, selon les cas. L'opération terminée, on enlève d'abord l'aiguille du receveur et une personne applique ausitôt un doigt sur la piqûre pour s'opposer à toute perte de sang, précaution peut-être un peu superflue dans la plupart des cas et qu'on pourrait négliger, quand on n'a pas d'aide autour de soi. Mon père n'a jamais vu le moindre écoulement de sang à la suite des piqûres capillaires.

En même temps, on s'occupe du donneur et, si l'on veut connaître la quantité de sang transfusée, on laisse l'écoulement se faire dans un récipient. Supposons que la communication ait été maintenue pendant 2 minutes et qu'en 25 secondes on recueille 5 grammes de sang, on est en droit de penser que le malade a reçu environ 30 grammes de sang.

On enlève alors l'aiguille et la ligature et on fait pour les deux opérés le pansement de la saignée.

Il est un temps délicat de l'opération sur lequel nous croyons devoir appeler l'attention d'une manière toute particulière, c'est celui dans lequel on fait la piqûre des vaisseaux. Il importe de changer les rapports existant entre la veine et la peau, de façon à prévenir tout écoulement de sang après l'opération. On place un doigt sur la veine au-dessous du point qu'on traverse afin de bien fixer ce vaisseau. On prend alors l'aiguille que l'ont tient de façon que son axe soit presque parallèle à celui de la veine en ayant grand soin que son biseau soit placé de champ ; puis, déprimant légèrement la peau, on pénètre doucement et sûrement dans la veine.

Enfin on devra prendre une dernière précaution. Elle est dirigée uniquement contre les accès de fièvre violents que nous avons signalés, comme accompagnant d'une façon presque constante la transfusion. C'est l'administration d'une certaine dose de sulfate de quinine, 50 centigr. à 1 gr. par exemple, soit en potion, conformément aux règles de l'art dans les cas prévus, soit en injection sous-cutanée sous forme de sulfo vinate de quinine (1) qnand il faut agir d'urgence. L'efficacité de cette médi-

(1) Nous préférons le sulfo vinate de quinine, à cause de sa plus grande solubilité. A défaut de cette préparation, on se servirait de celle dont on peut disposer.

cation a été mise hors de doute par l'observation de quelques faits relatés dans le travail que nous avons cité précédemment.

On nous pardonnera les détails dans lesquels nous sommes entré, en raison même de l'importance que mérite la transfusion du sang dans les cas qui nous occupent et du délaissement dans lequel elle semble si injustement tombée. Faite comme nous venons de la décrire, elle ne nécessite pas l'achat d'un instrument coûteux, difficile à entretenir et à manier ; elle ne réclame pas la présence d'aides spéciaux et exercés ; elle ménage les appréhensions et le sang de la personne qui veut bien se dévouer ; enfin, elle peut arracher à une mort certaine une femme épuisée par des pertes répétées et abondantes, en même temps que l'administration du sulfate de quinine la protège contre les accidents qui pourraient à leur tour entraîner une terminaison fatale.

INDEX BIBLIOGRAPHIQUE

ATCHISON. — Concealed ante partum hœmorrhage. Nashville J. m. and Surg. 1880, t. XXV, p. 6.

ABDERSON. — Placenta prævia. Lancet. II, 1876.

AICKMANN. — Placenta prævia. Glascow., med. J. Aout. 1873.

ADAMS. — Sur le traitement du placenta præv. The Lancet, 1879.

ARGELLIÈS. — De l'hémorrh. utérine., dans les derniers mois de la grossesse et pendant le travail. Paris 1861.

ALBERT. — Placenta prævia. Neu. Zeits., f. Geb. Bd., IV, 1837.

ASHWELL. — Sur la méthode de Simpson dans le plac., præv. Lond. Gaz., 1845.

AVELING. — Transfusion immédiate.. Trans., of the obst. Soc., of London, 1865.

BARTELS. — Uber indicat., und Verfahr. bei. Pl. præv. centr. Verhandl., der Ges., f. Geb. Berlin, 1848.

BEAN. — Cincinnati Lancet, and Clinic, 1880, p. 87. Uterine hœmorrhage.

BARNES. — Leçons sur les opérations obstétricales., trad. Cordes, 1873.

— The state of the uterus in placenta prævia. Lancet. London, 1879.

— On flooding before delivery, arising from adhœsion of the placenta to the os, and cervix uteri Lancet, march., 1847.

— The physiology and treatment of placenta prævia. London. 1858.

CH. BELL. — Placenta prævia or unavoidable hœmorrhage. The obst. J. 1878.

BALLS. HEADLEY. — On a case of placenta prævia. Austral, m. j. Melbourne, 1879.

BAILLY. — Bulletin de thérapeutique. 1876.

BAUDRY. — Placenta prævia. St-Louis med. and surg. J. 1878, t. XXXV.

J. BASSETT. — Placenta prævia. Obst. Trans., XIV, 1873.

P. A. BITOT. — Huit cas de transfusion du sang ; utilité de l'emploi préalable du sulfate de quinine. (Union médicale. Paris 1878. Nos 42, 45.)

Burrit. — Sur le placenta prævia. Philad. med. and surg. Rep. XXI, 1868.

Bookless. — Sur le plac. præv. Edimb. med. J. XIV, 1868.

Booth. — De la méthode de Simpson dans le plac. præv. Janv. Am. J. 1868.

Braxton Hicks. — Sur le placenta prævia., Med. Times and Gaz. Juillet 1864. Obstetrical Transactions, 1864.

Byrne. — Cas de placenta prævia. Med. Times and Gaz. 1858.

Bierbaum. — Zur lehre, von pl. præv. Ver. Zeit. 1854.

Brandau. Fall. einer Wendung bei plac. præv, und Schi des Kindes in Siebolds, J. f. geb., Bd., XI. 1831.

Busch. — Diss. inaug. der plac. prævia, Kiliæ, 1839.

Bunsen. — Erfahrhungen indem., geb. der geb. N. Zeit. f. g., Bd. VIII, 1839.

Barker. — Cas de plac. præv., Journ. prov. VI, 1840.

Brown. — Sur le plac. præv. The brit. Record 1849.

Béguerie. — Thèse de Paris, n° 186, 1856.

Boivin et Dugès. — Maladies de l'utérus. Paris 1833.

Boivin. — Nouveau traité des hémorrhagies. (Trad. de Rigby et Duncan. Paris, 1819.)

— Mémoire sur les hémorrhagies internes. Paris 1818.

Baudelocque. — Mém. sur les hémorrh. utérines. Recueil périod. de méd., t. III.

— Traité des hémorrhagies de l'utérus. Paris 1831.

— Sur la compression de l'aorte, à travers les parois abdominales. Journal de médecine et de chir., t. I.

Bercher. — Thèse de Paris 1742.

Burns. — Observ. sur les hémorrh. utérines. London. 1807.

Chassagny. — Nouveaux moyens hémostatiques avant et après l'acct. compliqué d'insertion vicieuse sur le col. Paris, 1868.

— Insertion vicieuse du placenta. Double ballon hémostatique. France médicale. Paris, 1879, p. 731.

Coles. — On the relations of the placenta to the post partum hœmorrhage. St-Louis, med. and surg. Journ. 1879-80, p. 223-238.

Campbell. — System of midwifery, p. 369.

Cohnstein. — Zur Behandlung der placenta prævia. Berlin. Klin. Woch. 1870,

Cleeman — On placenta prævia. The americ. J. of obst. 1877.

Chantreuil. — Hémorrhagies par insertion vicieuse du placenta Leç. recueillies par Lordereau. France médicale, Paris 1879.

CANADAY. — Sur le placenta prævia. Philadelph., med. and surg. Rep. XXIV, 1871.

CARGILL. — Placenta prævia partial. Lancet. Janvier, 1870.

CHAILLONS. — Insert. vic., du placenta. Gaz. des Hôpit., 1864.

CONKLING. — Sur le tamponnement du placenta, præv. Am. med. Times, 1862.

COHEN. — Monat., f. geb. Bd X. — Monat. f. g. Bd. V. 1855.

CREDE. — Verhandl. der ges. f. geb. Berlin 1853.

CHIARI, BRAUN, SPATH. — Klin. der geb. Erlangen, 1852. Klinik., der geb. und gynak.

CHATTO. — Du tamponnement dans le plac. prævia. The Lancet, 1840

CHARPENTIER. — Leçons sur les hémorrhagies puerpérales faites à la Faculté de médecine de Paris. (Cours complémentaire). Archives de Tocologie. 1874.

CHAPMANN. — Extraction du placenta prævia avant la naissance de l'enfant. Annales de méd. de Duncan. 1808.

COUVIDOU. — Thèse de Paris, n° 233, 1852.

CRIMAIL. — Th. de Paris, n° 125, 1867.

CAZEAUX. — Traité d'accouchements, revu par Tarnier, Paris 1867.

— De l'hémorrhagie tocique. Thèse de Paris, 1835.

CHARRIER. — Du traitement consécutif aux hémorrh. puerpérales. Bull. génér. de thérap. 1853.

DRAPER. — Case of placenta prævia, British. med. J. 1872.

— Case of a placenta prævia under somewhat extraordinary circumstances. Boston med. and. surg. Journ, 1879. 914-916.

DUPARCQUE. — Recherches sur l'époque de la grossesse à laquelle se manifestent les hémorrhagies dans les cas d'insertion du placenta sur le col. Journ. de médecine 1835.

DUNCAN. — Die spontane tremung des Kuchens bei placenta prævia. Arch. f. gynœk. 1874. p. 55.

— On the spontaneous separation of the placenta when it is prævia. Obst. Trans. 1874. vol xv p. 189.

— Contributions to the mechanism of natural and morbid parturition including that of placenta prævia. Edimburg 1875.

— Mécanisme de l'acct. normal et patholog. tradt par Budin. Paris 1876.

DUBOIS. — Gaz. des Hôpitaux. 1838. — 1857. — 1841. — 1854.

DIDAY. — Gaz. méd. de Lyon. 1850.

DUBREUILH. — Journal de médecine de Bordeaux. 1851. — 1859. — 1862.

DEPAUL. — Clinique obstétricale. Paris. 1873.

— Mémoires de l'Académie de médecine : Paris. 1852. Mémoire sur les hémorrhagies qui tiennent à l'insertion du placenta sur le segment inférieur.

DUVAL. — De l'hémorrhagie produite par l'insertion vicieuse du placenta. Montpellier 1855.

DARIS. — Placenta prævia. Ameri. J. of. med. sc. CXLVI. p. 566. 1877.

Me DONGALL. —Placenta prævia. Obstert. soc. Edimb. med. J. Février, 1874.

DOLLMAYER. — Sur le plac. præv. centr. Wien. med. Presse. VII. 1866.

DONKIN. — Sur la path. et le trait. du plac. præv. Edimb. med. J. 1858.

DUCLOS. — Journal de Toulouse. juillet. 1848.

DURRUTY. — Thèse de Paris. n° 131. 1872

DAUFRESNE. — Th. de Paris. n° 34. 1854.

DUMAS. — Th. de Paris. n° 17. 1864.

DENMAN. — Essai sur les hémorrh. utérines. London. 1786.

O' DONOVAN. — Sur le plac. præv. etc. Dublin j. novembre 1838.

DUNTZER. — Zwei falle von pl. præv. etc. N. Zeitschrift. f. g. Bd. XI 1843.

DESORMEAUX ET DUBOIS. — Art. métrorrhagie. Dictionnaire en XXX vol.

EVANS. — Placenta prævia. Med and surg. Reporter Philadelphia 1880 p. 284.

EICHELBERG. — Sur le tampon dans le plac. prævia. Rheim. Monat. Avril. 1850.

EMSMANN. — Beitrage Zu dem manuellen Verfahren bei plac. prævia centralis. Neue zeitschr. f. geb. Bd. XI. 1841.

FRIEDERICI. — Diss. in med. de uterina gravidarum hemorrhagia. Argentorati. 1732.

FRANKEL. — Sur le trait. de l'hémorrh. dans les cas d'insert. vic. du plac. par les applic. de collodion. Berl. klin. Wochens. VII. 1870.

FOWLER. — Sur le placenta prævia. Août. The Lancet. 1868.

FRAZER. — Sur le placenta prævia central. Edimb. med. j. XII. 1867

Fischer. — De l'acct. forcé dans le placenta prævia central. Zeit. f. g. 1863.

Garraway. — Sur le placenta prævia. British. med. j. novembre 1865.
Garnett. — Abnormal adhesion of funis placenta with accidental hemorrhagie and abortion. American journal med. science. Philadelphia 1880 — 73 — 79.
Gendrin. — Traité philosophique de médecine pratique T. II. p. 275.
Guillemeau. — L'heureux acct des femmes. Paris 1609.
Garipuy. — Etude sur l'insertion vicieuse du placenta. Rev. med. de Toulouse Tome. XI.
Gaillard Thomas. — Placenta prævia. Americ. j. of. obst. viii. 1876 et Am. j. of obst. 1863.
Golding. — Placenta prævia. Dublin j. juillet 1873.
Greenhalgh. — Sur le trait. du placenta prævia. Obst. transact. vi. 1865.
Grenser. — Nœgelé, s Lehrb. des geb. Maïnz. 1854.
Giffard. — Cases in midwifery. etc. 1730 — 1734.
Guéniot. — Leçons faites à la clinique de la Faculté de médecine. Paris. 1873.
Gros. — De la compression de l'aorte dans les hémorrhagies graves après l'accouchement. Paris 1875.
Godefroy. — Du tamponnement du vagin et de ses indications. Rev de Thér. med. etc. 1863.
Guillemot. — Sur les hémorrhagies utérines. Arch. génér. de médecine, 1829.

Hortsmann. — De placenta prævia. Margburg, 1839.
Hecker. — Ueber die Behandlung. von mit placenta prævia complicirten Geburten, Bayer, arztl. Int. B., XX, 22.
Hamilton. — Edimb. med. J. XXIX, 1878.
Huger. — Placenta prævia. Am. M. Bi-Weekly. Liousville, 1878,
Hamon. — Présentation marg. du placenta. J. des sag.-femmes. Paris, 1878.
Hafter. — Falle von pl. præv. Schweiz. Corr. Blatt., 1873.
Harley. — Placenta præv. Philad. med. and surg. Rep. XXIV. Janv, 1871.
Hilt. — Thèse de Paris, n° 56. 1865.
Hauenstein. — Placenta prævia. Buffalo med. and surg. J. 1879-80,

HIPOLITE. — Placenta prævia; a case with twins. Arkansas. med. Monthly. Little Rock 1880.

HOLST. — Der vorliegende mutterkuchen insbesondere. Mon. f. Geburts. 1863, aug., oct., déc. 1854. Jannerheft.

HARLOW. — Placenta prævia et jumeaux. Boston med. and surg. J. 1879.

HAIGHT. — A case of placenta prævia. North. med. J. Wilmington, 1879.

HIRSCHBERG. — Diss. inaug. Symp. ad therap. partus cum plac. prævia complicati. Berlin, 1866.

HOHL. — Cohen's methode bei plac. præv. Deutsch. klinik. Nov. 1855.

HOLT. — Plac. præv. med. Times and gaz. Août, 1854.

HOOGEWEG. — Part. plac. prævia. Verhandl. der ges. f. geb. Berlin. 1852.

HEFTER. — Du placenta prævia. Leipzig, 1804.

INGLEBY. — Traité des hémorrh. utérines. Londres, 1832.

JULIUSBURGER. — Ueber placenta prævia. Diss. in Breslau, 1867.

JUDELL. — Ueber placent. prævia. Arch. für. gyn., 1874.

JAKINS. — Hœmorrhage during placenta præv. Austr. med. J. Melbourne, 1879.

JAMESON. — Remarks on clinical lecture on placenta prævia. Nat. Austr. m. J. Melb., 1879.

JOHNSON. — On the treatment of placenta prævia. Nat. m. Rev. Washington, 1878.

JAFFÉ. — Sur le placenta prævia central. Wien. med. Presse VII, 1866.

JOUNIA. — Obs. de placenta præv. Gaz. des hôpit., 1865.

JACQUEMIER. — Manuel des Acct, III, Paris. 1846.

JONES. — Sur la méthode de Simpson. The Lancet, 1845.

KLEINWACHTER. — De la méthode de Seyfert dans le traitement du placenta prævia. Wiener klinik. 1854.

KURZ. — Fall von placenta prævia. Inaug. dissert. Tubingen, 1874.

KENNEDY. — Sur le placenta prævia partiel. Lancet, I, 1869.

KUHN. — Studien und Beob. über placenta prævia. Wiener med. Press, 1867.

KRISTELLER. — Sur le placenta prævia. Monat. f. geb. XXV. Ma 1865.

KRONEMBERG. — Diss. inaug. sur le plac. præv. Berlin, 1860.

KRATZ. — Sur le traitement du plac. præv. Inaug. Abhandlg. Giessen, 1859.

KIWISCH. — Die Geburtskunde. Erlangen, 1857.

KYLL. — Abhandlungen über den Tampon. N. Zeitschr. f. geb. Bd, VI. 1838.

KING. — Statistics of placenta prævia. From : Tr. Indiana m. Soc. 1879.

— — Physician and Surg. Ann. Arbor, Mich. 1880. 145-152.

KOLPIN. — De placenta prævia in partu. Traj. ad Viad. 1791.

KUNEKE. — Ein Fall von placenta succenturiata prævia. Monat. f. geb., 1859, B. XIII, p. 344.

KELLY. — Placenta prævia. The Amlric. J. of Obst. 1877.

LUDLOW. — Hémorrhage during pregnancy. Am. Journ. Obst. New-York. 1880, p. 158.

LEGROUX. — Arch. génér. de médecine. T. II, 1855, p. 656.

LEROUX. — Observations sur les pertes de sang des femmes en couches et sur les moyens de les guérir.

LUMPE. — Zur Behandlung der placenta prævia. Wienn. med. Wochens. 1852, p. 32.

LEVIT. — Placenta prævia. — Wien. med. Presse. 1876.

LESLIE. — Un cas de placenta pr. British med. J. Février 1870.

LEVRET. — L'art des accouchements. MDCCLXVI.

LIERS. — Diss. inaug. sur le placenta præv. Berlin, 1864.

R. LEE. — Sur les hémorrhagies dans les cas de plac. prævia. Med. Times and Gaz. 1858.

Mme LACHAPELLE. — Mémoires et observat. Paris, 1825. VIe mémoire.

LOEVENHARDT. — Ueber das manuelle Verfahren bei pl. præv. centr. V. L. f. G. B. VII. 1839.

LEE. — Sur les hémorrhagies dues à l'insertion vicieuse du placenta. Lancet, 1847.

— — Huit cas de plac. prævia. Lond. med. Gaz, 1841, 1845.

LEVER. — Sur trente-quatre cas de plac. prævia. Lond. med. Gaz. 1844.

LEGUELINEL DE LIGNEROLLES. — Thèse de Paris, n° 108. 1859.

LEBEL. — Thèse de Paris, n° 37. 1850.

LAFOREST. — Thèse de Paris, n° 147. 1847.

LEROY. — Leçons sur les hémorrh. pendant la grossesse et l'accouch. Paris, 1801.

LORDAT. — Traité des hémorrhagies. Paris, 1808.

MOORE. — Nouveau mode de traitement du placenta prævia. Medical Times and Gazette, 1863.

MOUTET. — De l'influence de la mort du fœtus dans la cessation des hémorrhagies dues à l'insertion vicieuse du placenta. Monit. des hôpitaux, 1868.

MESNAGE. — Thèse de Paris, n° 177, 1868.

MICHALOU. — Thèse de Paris, 1869.

MOURGUE. — Rapport fait par Guéniot. Bull. Soc. de chir. T. VI, 1880. Traitement de la métrorrhagie grave, avant, pendant et après l'accouchement, par l'emploi combiné : 1° de la compression prolongée de l'aorte abdominale ; 2° du tamponnement massif à 3 ou 4 mouchoirs ; 3° du seigle ergoté à dose élevée.

MAURICEAU. — De l'accouchement d'une femme qui avait une très grande perte de sang. Obs. sur la grosesse et l'accouc. Paris, 1758, p. 25 ; obs. XXXII.

MULLER. — De placenta prævia. Diss. Dorpati. 1835.

— — Die Geschichte der placenta prævia. Deutsche Zeitschr. f. prakt. med. 1874, n°s 21.

— — Placenta prævia, die vorliegende Nachgeburst, ihre Entwicklung, med. Behandlung. Stuttgart. 1877.

MEISSEN. — Uber placenta prævia. Diss. inaug. Berlin, 1876.

MAUGHS. — Placenta prævia. St-Louis, Cour. of med. 1879.

MARTINEZ Y HERNANDO. — Porto distocico por placenta prævia. Rev. de med. y cir. pract. Madrid, 1870,

MACDONALD. — Sur l'appl. du dilatateur de Barnes dans le traitem. du placenta prævia. Edim. med. J. XVII-XVIII, 1872.

— A case of placenta prævia. Edimb. med. J. XV, 1870.

MILLION. — De l'insertion du placenta sur le col de la matrice. St-Etienne, 1866.

MEDICI GAETANO. — Sur le placenta prævia. Gaz. Lombarde, 1865.

MURRAY. — Des procédés de tamponnement. Med. Times and Gaz. Juin 1859.

MOY. — Du tampon en obstétrique. Thèse de Paris, 1875.

MILLOT. — Obs. sur les hémorrhagies. Paris, 1798.

MUNN. — Placenta prævia outline of its present management and of a new treatment ; with an illustrated case. Americ. Journ. Obs. New-York, 1880. 105-111.

NAUMANN. — Placenta prævia centralis. Hygiea. Stockolm, 1878.

NEWMAN. — On placenta prævia. St-Louis med. et surg. J. 1878.

NETZEL. — Plac. pr. total. Juillet. Hygiea. 1767.

NIESSEN. — Diss. inaug. sur le placenta prævia. Berlin, 1860.

OSIANDER. — Prog. de causa miserationis placenta in uteri orificium ex novis circa generationem humanam observationibus et hypothesibus declarata. Gottingue, 1792.

OLDHAM. — Du traitement dans le placenta prævia. Med. Times and G. J. 1856.

D'OUTREPONT — Gem. d. Zeitzchr. f. geb. B. II, B. V. 1828.

PUZOS. — Mémoire sur les pertes de sang qui surviennent aux femmes grosses. Mém. de l'Acad. de chir. T. I et Traité d'accouch.

PERL. — Placenta prævia in a primipara. Med. and surg. Rep. Philadelph., 1880, p. 43.

PORTAL. — La pratique des accouchements soutenue d'un grand nombre d'observations. Paris, 1675.

PAJOT. — Gazette des hôpitaux, 1862, n°s 16, 116, 119.

PARTRIDGE. — Placenta prævia. Induction of labor. Med. Rec. New-York, 1879.

PORRO. — Un cas de placenta prævia. Gaz. Med. de Lombardie, 1873.

PALMER. — Sur le placenta prævia. Philad. Med. and surg. rep. XVVII, 1872.

PITTOCK. — Du placenta prævia. Brit. med. J. 1863.

PABST. — Diss. inaug. uber placenta prævia. Iena, 1828.

PINARD. — Traité du palper abdominal. Paris, 1878.

RAAB. — Diss. inaug. Placenta prœvia. Bayreuth, 1869.

RITGEN. — Sur le placenta prævia. British med. J. 1862.

READ. — Du placenta prævia. Historique et traitement. Massachusets med. Soc. V, XXXII, 1861.

ROBERTS. — Obs. de plac. prævia. Edimb. med. J. Février 1859.

ROUSSEL. — Sur la transfusion directe de sang. Bruxelles, 1876.

ROPER. — Des inject. froides dans l'utérus, dans les hémorrh. post partum. Gaz. des hôpit. 1865.

RUSSEL. — Sur le traitement de Simpson. Edimb. med. J., 1846.

RAMSBOTHAM. — Observations on midwifery. 2e partie, p. 191.

RADFORD. — Provincial medical and surgical Journal, 22 janvier 1845.

RIGBY. — An essay of the uterine hœmorhage illustrated with cases London, 1776

RUSCH. — Von den Mutterblutflüssen wahrend der Schwangerschaf und geburt und von dem Sitz des Mutterkuchens auf dem mutternumde. Wurzburg, 1817.

RITGEN. — Ueber die Verbindungen des Vorsizenden Mutterkuchens mit dem gebartmutterhalse. N. Zeitschr. f. geb. 1848. B. XXIV. p. 385,

RAU. — Diss. in Beitrag. Zur literatur und anatomie der placenta prævia. Giessen, 1855.

ROLER. — Notes on placenta prævia, with report of a fatal case. Chicago med. J. and examiner, 1879.

RONCATI. — Sur le placenta prævia. Gaz. med. de Lombardie, 1873

ROKITANSKY. — Sur le pl. prævia. Œst. Zeitsch. f. pract. Heilk. XXX, 1873.

SIMPSON. — Sur le placenta prævia. Edimb. med. J. octobre, 1862.

— Sur le placenta prævia. Lancet. Novembre, 1866.

— On the spontaneous expulsion and artificial extraction of the placenta before the child, in placental presentation. Obstetri. mem., vol. 1.

— London and Edimburgh monthly, journal of medical Scienze. march. 1845, p. 109. The works, vol. I, p. 177.

SEYFERT. — Der aufsitzende Mutterkuchen und Seine Behandlung. Prager Vierteljahrsschr, 1852, t. III, p. 81.

SIRELIUS. — On placenta prævia des utreekling och behandlung. Akad. afh. Helsingfors, 1861.

SPIEGELBERG. — Ueber placenta prævia. Volkmann's Sammlung 1876, nº 99.

SCHRODER. — Ueber die Bedeutung des Blasensprunges bei placenta prævia lateralis. Zeitschr. f. Geburtsh. und Gynæk, 1877. B. I. p. 225.

SUTTON. — Placenta prævia and is treatment. The Inde., state med., Soc. 1878.

SWASEY. — A case of complete placenta prævia. Proc. connect. Soc. M. Hartford 1879.

SEGUNDO. — Placenta prævia partialis. Philad. med. Times IV, 1878.

SITTEL. — The transfusion of placenta prævia. The clinic, VI. 1874.

STAMFORD. — Sur le traitement du plac. prævia., British, med. J. Février 1872.

SCHEELE. — Placenta prævia. Accouchement forcé. Bay., Aertz. Int. Blatt., 1870.

SCHURLOCK. — Sur le placenta prævia. Philad. med and surg. reporter, XX, 1869.

SAULMANN. — Sur le placenta prævia. Deutsche Klinik, 1868.

CARL SCHRODER. — Manuel d'acc. traduit par Charpentier. Paris, 1875.

SCHMIDT. — Diss. inaug., über placenta prævia, Berlin, 1863.

SPIEGELBERG. — Cas de plac. præv., Monat., f. Geb. Bd XI, 1858.

SPATH. — Compend. der Geburts. Erlangen, 1857.

SCHNEEMANN. — Sur le plac., præv. Hannover corresp. Blatt, 1851.

SIEBOLD. — Wien. Zeitschr., juillet 1852.

SYLMAN. — Gaz. méd. de Paris, 1849.

STAURESCO. — Thèse de Paris, n° 283, 1868.

SORTAIS. — Thèse de Paris, n° 57. 1850.

SERRES. — Thèse de Paris, n° 60. 1849.

STEIN. — Sur l'acct. forcé. Neue Zeitschr, f. Geb. 1845.

— Mém. sur un nouveau mode de tamponnement dans les hémorrhagies de la grossesse. Acad. des sciences, 1848.

SMITH. — Placenta prævia. Tr. m. ass. Georgia, Atlanta 1879, XXX.

SHARP. — Placenta prævia Med. Gaz. New-York. 1880.

SEILERUS. — Diss. inaug. de plac. uteri morbis, quam sub prœsidio Polycarpi Gottlieb Schacheri. Lipsiæ. 1709.

TROUVÈ. — Thèse de Paris n° 69. 1849.

TRUBNITZKI. — De placenta prævia. Diss. in Kijowiœ. 1853.

TUCKERMANN. — Placenta prævia. Philad. med. and. surg. Reporteri 1880.

TAYLOR. — Placenta prævia. New-York. med. record. 1676.

— Philad. med and sutg Rep. xxv. 1871.

TRASK. — Statistiques du placenta prævia. Trans. of the americ med. ass. 1856.

TPOUCHE. — Thèse de Paris. n° 97. 1863.

VOGT. — Hœmont. bei placenta. Norsk. mag. 1874.

VETTERLEIN. — Ueber die combinirte Wendung bei placenta prævia nach Braxton Hicks, Inaug. dissert. Marburg. 1873.

M' VEAGH. Placenta prævia. Induct. of. premat. labour. Dublin. quart. j. Août 1867.

VIAL. — Bulletin de thérapeutique. Septembre 1845.

VINAY. — De l'emploi du ballon à air dans les accouchements. Paris 1873.

WEISS. — Du traitement des métrorrhagies post-puerpérales. Nancy. 1870, p. 98.

WISEMAN. — Uterine hœmorrhage. Cincinnati Lancet and Clinic, 1880, p. 287.

WORKMAN. — On placenta præevia. Canada Lancet. Toronto, 1879-80.

WYLIE. — Partial placenta præevia. Med and surg. Reporter Philad. 1878.

WATERSON. – A case of placenta præevia. British. med. J. Janvier. 1872.

WARD. — Sur le placenta præevia. British. med. J. 1869.

WEGSCHEIDER. — Sur le plac. præevia. Monat. f. geb. Janvier 1860.

WALDER. — Diss. inaug. uber plac. præevia. Wurzbourg, 1844.

WESSEL. — Diss. de partu cum hœmorrh. of placenta orificio uteri adhærentem 1753.

WEIL. — Thèse de Paris.

YOUNG. — Placenta præevia partial. Edimb med. J. XXIII, p. 77.

ZEITFUCHS. — Ueber plac. præevia. Beobat, und Bemerk. Neue Zeitschr. f. g. Bd XIII, 1842.

ZERTUCHE. — A case of partial placenta præevia. Philad. med. Times, 1878, t. IX.

ZEPUDER. — Fall von placenta præevia centr. Vorfall der plac. vor der geb. Wiener. medical Presse. X. 1869.

ZHUBER. — Beobat und Bemerk uber plac. præv. Œstr. med Jahrb. XII. 1837.

TABLE DES MATIÈRES

PARIS. — IMP. V. GOUPY ET JOURDAN, RUE DE RENNES, 71.

www.ingramcontent.com/pod-product-compliance
Ingram Content Group UK Ltd.
Pitfield, Milton Keynes, MK11 3LW, UK
UKHW020556180726
13838UKWH00001B/276

9 782329 131009